HISTOLOGIE GÉNÉRALE

ÉTUDE CRITIQUE

SUR VIRCHOW

ET LA

PATHOLOGIE CELLULAIRE

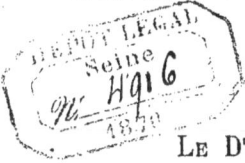

PAR

Le Dʳ P. JOUSSET

Ancien interne, Lauréat (médaille d'or) des hôpitaux de Paris.

PARIS

J.-B. BAILLIÈRE ET FILS

LIBRAIRES DE L'ACADÉMIE IMPÉRIALE DE MÉDECINE

19, rue Hautefeuille, près le boulev. St-Germain.

LONDRES		MADRID
HIPP. BAILLIÈRE		C. BAILLY-BAILLIÈRE

1870

HISTOLOGIE GÉNÉRALE

———

ÉTUDE CRITIQUE

SUR VIRCHOW

ET LA PATHOLOGIE CELLULAIRE

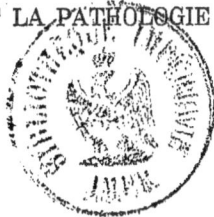

HISTOLOGIE GÉNÉRALE

ÉTUDE CRITIQUE

SUR VIRCHOW

ET LA

PATHOLOGIE CELLULAIRE

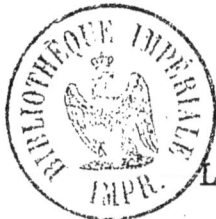

PAR

Le Dʳ P. JOUSSET

Ancien interne, Lauréat (médaille d'or) des hôpitaux de Paris.

PARIS

J.-B. BAILLIÈRE ᴇᴛ FILS

LIBRAIRES DE L'ACADÉMIE IMPÉRIALE DE MÉDECINE

19, rue Hautefeuille, près le boulev. St-Germain.

LONDRES	MADRID
Hɪᴘᴘ. Baillière	C. Bailly-Baillière

1870

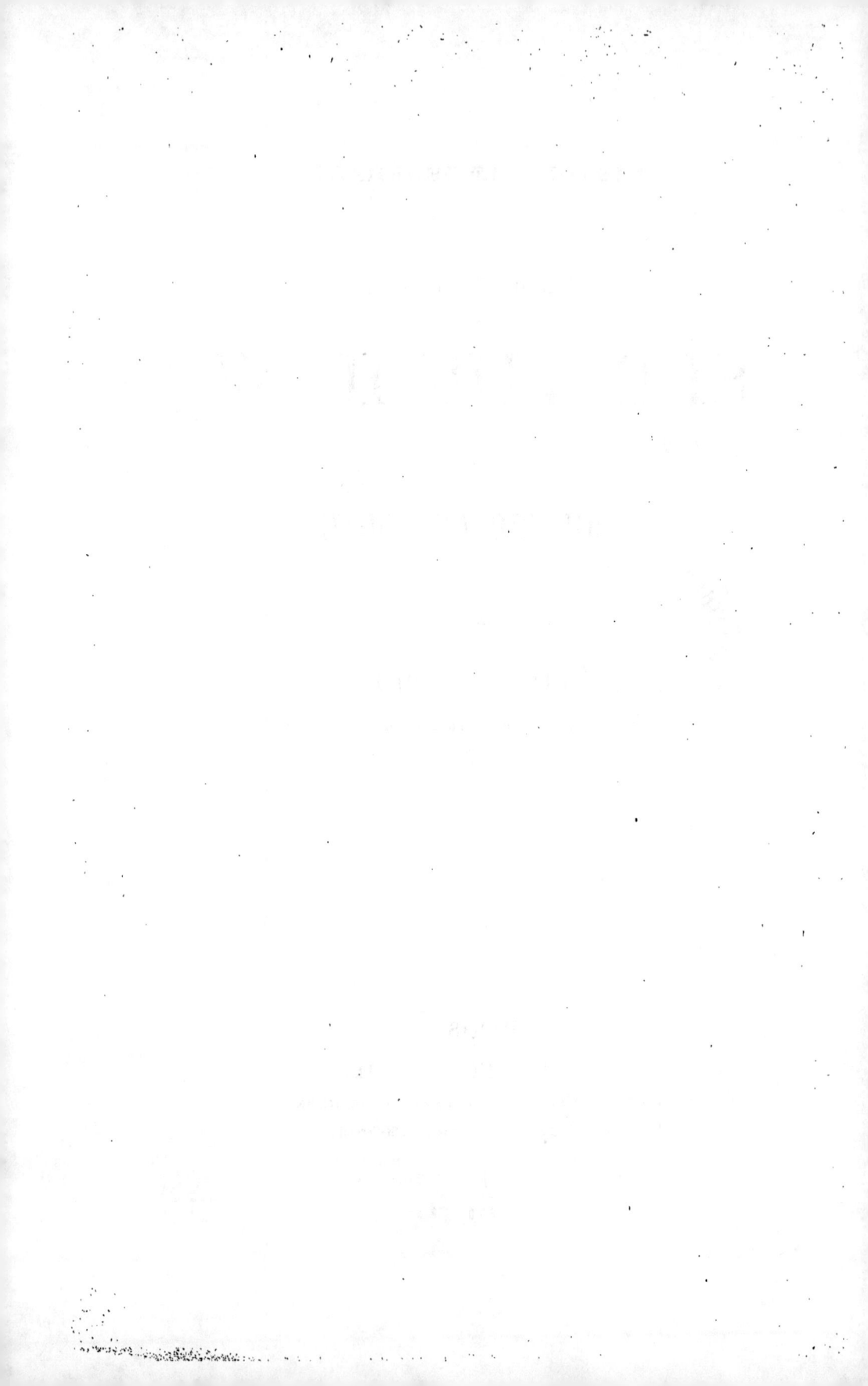

ÉTUDE CRITIQUE

SUR VIRCHOW

ET LA PATHOLOGIE CELLULAIRE

I.

Dans ces dernières années les progrès de l'histologie et l'influence de plus en plus prépondérante du physiologisme ont produit dans les sciences médicales une véritable révolution. Cette révolution, qui nous vient d'Allemagne, a la prétention de constituer un progrès considérable en physiologie et en pathologie. Que cette prétention soit vraie ou fausse, toujours est-il que les idées de Virchow et de ses élèves ont pris, en France, une telle autorité qu'il est devenu absolument nécessaire de compter avec elles. Aussi, malgré le néologisme rebutant et les barbarismes fréquents qui rendent illisibles les productions de la nouvelle école, nous avons abordé courageusement les obscurités de la phraséologie allemande et nous voulons faire à nos lecteurs un exposé critique de la pathologie cellulaire.

La pathologie cellulaire n'est point, comme on pourrait le croire, une doctrine nouvelle ; c'est une des mille formes de l'*organicisme*.

Dans cette doctrine, la maladie n'est plus la lésion d'un organe, c'est la lésion d'une cellule, de l'élément anatomique. C'est donc l'organicisme à doses infinitésimales, l'organicisme émietté.

La cellule se compose essentiellement d'une enveloppe, d'un noyau et d'une substance intracellulaire qui varie avec les différents tissus. Les propriétés spéciales que possèdent les diverses cellules sont liées aux propriétés variables de la substance contenue dans la cellule (p. 13).

La cellule est l'élément de tous les tissus organisés, « c'est un élément simple, partout conforme, toujours analogue, qui se retrouve dans les tissus vivants avec une remarquable constance. Cette constance nous permet précisément d'affirmer de la manière la plus positive que la cellule est bien cet élément caractérisant tout ce qui a vie, sans la préexistence duquel aucune forme vivante ne peut exister, et auquel sont liées la marche et la conservation de la vie. » (Virchow, p. 68.)

On le voit par ce passage, la cellule vit par elle-même, de plus elle est la condition de toute génération nouvelle soit physiologique, soit pathologique. Virchow le répète cent fois dans son livre : la cellule est l'élément vivant par excellence, c'est à elle qu'est due la nutrition et la génération, c'est en elle que se passe tout le travail morbide, c'est dans la cellule, en un mot, que réside la *cause* de la vie.

Cette cause, quel que soit le nom qu'on veuille lui donner, âme, principe animateur, propriété de la matière, ne réside ni dans le sang, ni dans le système nerveux. Les *humoristes* et les *solidistes* sont renvoyés dos à dos, convaincus également d'impuissance à donner une synthèse véritable de la vie. La cellule naît de la cellule : *omnis cellula a cellula*, et la génération spontanée est jetée sans hésitation et sans pitié aux gémonies de l'histoire de la médecine. L'accroissement se fait par la cellule, la nutrition, les sécrétions, les formations pathologiques sont des produits de la cellule. La cellule *prolifère* voilà la grande loi de la vie ; la cellule prolifère par *segmentation*, c'est-à-dire qu'elle se divise en long et en large pour produire de nouvelles cellules ; elle prolifère par bourgeonnement, c'est-à-dire que la cellule préexistante envoie des prolongements qui se segmentent ; elle prolifère enfin par formation cellulaire endogène ; ici de nouveaux éléments se forment dans l'intérieur des anciens.

Les produits morbides, avons-nous dit, sont un résultat de la *prolifération* de la cellule. Cette prolifération donne naissance soit à des éléments semblables à la cellule mère, d'où une *hyperplasie :* exemple la formation de durillons par la prolifération des cellules épithéliales cutanées, la formation d'un corps fibreux de l'utérus par la prolifération des éléments cellulaires de l'utérus.

D'autres fois, la cellule prolifère des éléments qui sont différents d'elle-même ; elle donne lieu à des tissus que Laënnec appelait *hétérologues*. Virchow conserve cette division avec un bon sens que n'ont point eu la plupart des micrographes français. Seulement notre auteur prétend que les cellules, les éléments de ces tissus hétérologues ont toujours leurs analogues , à l'état physiologique, soit dans la vie actuelle, soit dans la vie embryonnaire et que, dans ce sens, il n'y a point de produits hétérologues. Quand les cellules nouvelles qui constituent les néoplasmes hétérologues appartiennent à l'ordre des cellules physiologiques de la vie actuelle, il y a erreur du lieu, *hétérotopie*, c'est-à-dire que des cellules épithéliales par exemple se développent dans l'intérieur d'un muscle ou que des leucocythes s'épanchent hors des vaisseaux pour constituer un abcès. Quand les cellules des néoplasmes hétérologues appartiennent à la vie embryonnaire, il y a *hétérochronie ;* ainsi les tumeurs cancéreuses sont composées principalement de cellules et de noyaux embryoplastiques; de même des cellules analogues à la gelée de Warthon, du cordon ombilical constituent certaines tumeurs colloïdes.

Non-seulement la cellule prolifère, se multiplie et se transforme, mais de plus elle est soumise à un *travail régressif*, c'est-à-dire qu'après avoir vécu souvent avec excès, elle meurt. Cette dégénérescence arrive par deux voies différentes : le *ramollissement*, pour lequel Virchow a créé un mot nouveau dont il est fort satisfait, la *nécrobiose;* et l'*induration*, qu'on appelle maintenant *sclérose*. La nécrobiose a presque constamment lieu par la dégénérescence graisseuse, et la sclérose est très-souvent le résultat de la formation de corpuscules *amyloïdes* qui infiltrent les cellules.

Donc la *cellule* c'est l'organisme tout entier, la cellule c'est le monde. Il y a maintenant près de quarante ans que dans un langage splendide, Raspail, professant à l'Ecole pratique de Paris, soutenait la même doctrine ; pour lui aussi la cellule était tout, et l'éloquent professeur terminait une de ses leçons par cette phrase qui résumait toute sa doctrine : « Archimède demandait un levier et un point d'appui pour enlever le monde, et moi je vous dis : donnez-moi une cellule et je vous rendrai le monde. » Mais Raspail était venu trop tôt, il ne fut pas compris. On sait comment il a fini scientifiquement par la théorie des microzoaires universels et la vertu souveraine du camphre. Virchow est arrivé à l'heure et il a révolutionné la médecine: *habent sua fata doctrinæ*.

Comme la doctrine organicienne à laquelle elle appartient, la théorie cellulaire nie l'unité de l'homme en physiologie et ne reconnaît en pathologie que des maladies locales. Voici un passage de Virchow qui fait bien comprendre sa pensée sur ce point :

« Telles sont, messieurs, les considérations qui me semblent devoir être le seul point de départ possible de toute doctrine biologique. Une seule forme élémentaire traverse tout le règne organique, restant toujours la même ; on chercherait en vain à lui substituer autre chose, rien ne peut la remplacer. Nous sommes donc conduit à considérer les formations plus élevées, la plante, l'animal, comme la *résultante d'un nombre, plus ou moins grand, de cellules semblables ou dissemblables*. L'arbre représente une masse *ordonnée d'après une certaine règle ;* chacune de ses parties, la feuille comme la racine, le tronc comme la fleur, contient des éléments cellulaires. Il en est de même pour le règne animal. *Chaque animal représente une somme d'unités vitales* qui portent chacune en elles-mêmes les caractères complets de la vie. Ce n'est pas dans un point limité d'une organisation supérieure, dans le cerveau de l'homme par exemple, que l'on peut trouver le caractère de l'unité de la vie ; *on le trouve bien plutôt dans l'arrangement régulier, constant de l'élément distinct*. On voit donc que l'organisme élevé, que l'individu résulte toujours d'une espèce d'organisation sociale ; de la réunion de plusieurs éléments mis en commun ; c'est une masse d'existences individuelles dépendantes les unes des autres, mais cette dépendance est d'une nature telle que chaque élément a son activité propre, et même lorsque d'autres parties impriment à l'élément une impulsion, une excitation quelconque, la fonction n'en émane pas moins de l'élément lui-même et ne lui est pas moins personnelle. » (P. 15.)

Nous aimons à citer longuement les auteurs que nous critiquons, et nous préférons leur laisser la parole plutôt que d'interpréter leur pensée ; seulement nous avons souligné quelques passages pour fixer l'attention du lecteur. Il aura compris les contradictions accumu-

lées par Virchow, qui considère d'une part l'organisme
vivant comme un composé de cellules indépendantes
soumises au régime fédératif; et qui admet d'autre part
une règle ordonnant et maintenant le tout dans un arrangement constant, ce qui caractériserait l'unité de la
vie.

Mais voici un autre passage où sa pensée est exprimée
plus clairement encore.

« Les fonctions du système nerveux, et elles sont
très-nombreuses, ne nous montrent d'autre unité que
celle de notre propre conscience; l'unité anatomique ou
physiologique n'a pu, jusqu'à présent, être démontrée
nulle part. Et quand bien même on admettrait que le
système nerveux, malgré ses centres fonctionnels si
nombreux, est le point central, d'où partent toutes les
fonctions organiques, on n'aurait pas avancé la question d'un pas, on n'aurait pas trouvé l'unité absolue.
Pensez à tous les obstacles qui s'opposent à l'admission
d'une semblable unité et vous verrez que nous avons
toujours été abusés par un phénomène du *moi*, que notre conscience s'est trompée dans l'appréciation des processus organiques. — De ce que nous sentons un tout
simple et unique, nous avons conclu que toutes les
fonctions devaient être régies par cette unité. — Suivez
le développement d'une plante, depuis son premier
germe jusqu'à son développement complet, et vous verrez une série de processus tout à fait semblables, et
sincèrement, dans ce cas-là, vous ne pouvez voir une
unité semblable à celle que nous donne notre conscience.
Personne n'est parvenu à démontrer un système nerveux parmi les végétaux; personne n'a prétendu qu'un
seul point dominât entièrement la plante complète-
ment développée. — La physiologie végétale tout entière repose sur la recherche de l'*activité cellulaire indivi-*

duelle, et pour appliquer le même principe à l'économie animale, il n'est, à mon avis, d'autre difficulté à vaincre que celle de surmonter l'idée morale et esthétique. » (P. 248.)

Ainsi c'est un préjugé du *moi*, une aberration produite par l'idée morale et esthétique qui a trompé tous les grands physiologistes et leur a fait croire à l'unité de l'homme, et même à l'unité de la plante, car le végétal constitue une unité aussi définie, aussi tranchée que l'animal. Et pourquoi les êtres vivants ne constituent-ils pas d'unité ? pourquoi sont-ils seulement des assemblages de cellules indépendantes dans leur vie individuelle ? Parce que chez l'animal le système nerveux ne pénètre pas tous les tissus et que, par conséquent, le cerveau ne peut être considéré comme le siége de cette unité ! Parce que les plantes n'ont point de système nerveux ! Parce qu'on ne peut trouver *un point* qui domine et régit le reste de l'organisme ! Mais *qui trompe-t-on ici !* Et depuis quand est-il permis à un homme, sous prétexte d'anatomie et de micrographie, d'ignorer les doctrines physiologiques les plus courantes; et les ignorant, d'en parler avec ce sans-gêne et cette facilité outrecuidante ! « L'unité anatomique et physiologique n'a pu, jusqu'à présent, être démontrée nulle part » (p. 248), écrit Virchow, avec un aplomb admirable, et pour preuve il ajoute qu'une partie peut se nécroser et mourir, tandis que le reste de l'organisme continue à vivre !

Mais l'unité d'un être ne siége ni dans le système nerveux, ni dans le *système sanguin*, ni dans aucun autre système, car ce qui constitue l'unité d'un organisme, c'est la *cause* qui donne et entretient la vie de cet organisme : âme, principe d'activité ou force vitale (pour le moment, nous ne discutons point la nature de cette cause). Et pour rechercher dans l'organisme *un point* où siége cette cause, il faut véritablement être micrographe. Est-ce que M. Virchow aurait la prétention de trouver la cellule de l'âme?

Nous disons qu'un organisme est un, parce que l'observation nous démontre qu'il est soumis dans sa naissance, son développement et sa mort à des lois régulières, toujours les mêmes dans chaque espèce; parce que dans un être vivant toutes les fonctions, si diverses et si multipliées qu'elles soient, CONCOURENT à un but constant, régulier et défini, et que ce concours, qui *unit* toutes les fonctions dans un même effort, tient nécessairement à la cause unique qui produit l'être tout entier et le régit jusqu'à sa mort, aussi bien dans ses grandes fonctions, que dans la vie de chaque cellule en particulier. C'est cette *cause*, âme ou force vitale, qui fait évoluer différemment les cellules de l'embryon du lion et celles de l'embryon du chacal; qui continue de les régir pendant toute la vie de ces animaux, en sorte que non-seulement leur conformation extérieure est différente, mais que *leur chair et leur sang*, mais que toutes leurs cellules sont différentes et que toutes portent l'empreinte, aussi longtemps qu'elles vivent, de *cette cause*, de *cette unité* despotique qui fait que le lion est lion et le chacal chacal dans toutes leurs parties, depuis leur conception jusqu'à leur mort.

Sans aucun doute, la cellule vit dans les corps organisés, mais non d'une vie indépendante comme le voudrait Virchow. Cette indépendance, que proclame si haut le micrographe prussien, n'est qu'une hypothèse controuvée, car chaque cellule, loin d'être indépendante, porte la marque, l'empreinte de la *cause* qui a créé et qui fait vivre l'individu. Autre est la chair de l'homme, autre est la chair des quadrupèdes, autre est la chair des poissons; c'est donc que les cellules qui composent cette chair, quoique analogues, sont cependant différentes dans chaque espèce. Les globules ou cellules du sang diffèrent, non-seulement avec les espèces animales, mais avec les sexes, mais avec les individus. Oui chaque individu organisé porte dans ses cellules le caractère de son individualité, et là où le microscope est impuissant à dévoiler ces différences, le goût, l'odeur, l'étude des aptitudes si diverses suffit grandement à les constater.

La cause qui forme les êtres organisés et qui les fait vivre chacun de leur *vie propre et individuelle*, la cause qui fait concourir toutes les fonctions si diverses à un but unique, est ce qui constitue l'unité de chaque être; or cette cause, puisqu'elle régit et gouverne tout l'être, aussi bien dans ses manifestations supérieures que dans sa vie végétative, *doit être présente partout*. Elle n'a donc pas, elle ne peut avoir un siége unique, le système nerveux ou tout autre système. Et se préoccuper de trouver un système anatomique qui soit répandu dans tous les organismes vivants pour y localiser la cause, le principe de la vie, c'est prouver qu'on n'a pas compris le premier mot de la question.

En quoi la nécrose des os propres du nez chez un syphilitique, ou la gangrène du pied chez un diabétique contredisent-elles la doctrine de l'unité de l'homme? Je trouve que, loin de là, ces mortifications sont une preuve et de l'unité physiologique et de l'unité pathologique. Car enfin Virchow ne peut prétendre qu'il s'agisse ici d'une maladie locale, d'une affection développée par l'activité spontanée des cellules des os propres du nez, ou de celles qui composent les tissus du pied. Si ces cellules se mortifient, c'est que l'homme entier, dans son unité vivante, est syphilitique ou diabétique , c'est là une localisation d'une maladie de l'homme tout entier, d'une maladie *totius substantiæ.*

Pourquoi les os propres du nez d'un syphilitique et le pied d'un diabétique sont-ils exposés à des accidents qui n'arrivent jamais chez l'homme sain ? C'est que l'homme est un et qu'il ne peut être malade sans que toutes ses cellules soient souffrantes. Mais pourquoi dans la syphilis et dans le diabète existe-t-il des affections, des localisations déterminées , ayant des caractères tellement tranchés que tous les cliniciens appellent ces affections *syphilitiques* ou *diabétiques?* C'est que la maladie elle aussi constitue une unité souveraine qui s'affirme dans ses symptômes , ses lésions et sa marche, et qui imprime à chacune de ses manifestations un cachet, une empreinte sans lesquels l'art du diagnostic serait un vain mot. L'unité pathologique est donc écrite dans les symptômes et les lésions comme l'unité physiologique est inscrite dans l'harmonie et la hiérarchie des fonctions.

Mais peut-être Virchow entend-il tirer un argument contre l'unité des êtres vivants, soit de la possibilité de retrancher une partie à un être organisé sans détruire cet être ; soit encore du fait des greffes végétales et animales. Il faut répondre à ces deux arguments.

On peut retrancher des parties considérables aux êtres organisés et principalement aux végétaux sans détruire l'être particulier auquel on fait subir ces retranchements ; mais en quoi cela touche-t-il au principe de l'unité physiologique? Vous coupez l'olivier franc jusqu'à sa racine, les tiges qui pousseront de la souche seront toujours de l'olivier franc, et de plus elles appartiendront à la même variété que la tige coupée; elles reproduiront un individu semblable. Coupez une jambe à M. X..., non-seulement son organisme continuera à vivre, mais encore ce sera toujours le même homme, ayant les mêmes qualités physiques et morales et les mêmes défauts ; son individualité, son originalité même ne seront nullement atteintes par cette mutilation, il sera toujours M. X... au physique et au moral ; son unité ne sera point détruite. Cependant son corps subira une modification, car l'unité entraîne la solidarité des parties, et les retranchements qu'on pratique sur un organisme amènent toujours quelques modifications dans le tout. Ces modifications sont surtout considérables chez les végétaux où l'art du jardinier les utilise avantageusement, mais elle n'attaque nullement l'unité de l'être, et le poirier constitue un organisme complet, défini et *un*, aussi bien après qu'avant la taille.

Dans les espèces supérieures, les amputations entraînent aussi des modifications dans la vie végétative ; ces modifications, loin de détruire l'unité, prouvent que tout concourt, tout s'harmonise dans les êtres organisés.

On a attaqué le principe de l'unité de la cause de la vie, âme ou principe vital, et par conséquent l'unité des êtres organisés, en s'appuyant sur le fait des *greffes végétales* et de ce qu'on a appelé les *greffes animales*. Répondons dabord à cette objection des greffes végétales, puis nous dirons un mot des greffes animales qui ne sont point du tout des greffes.

La *greffe végétale* n'est qu'un mode de génération ; or la faculté qu'a un être de produire d'autres êtres semblables à lui-même n'a jamais été un argument contre l'unité de l'être ; au contraire, car cette génération assure et perpétue les espèces.

Nous disons que la greffe végétale n'est qu'un mode de génération. En effet, cette opération consiste à insérer sur une espèce ou une variété voisine un bourgeon ou un œil du végétal que l'on veut reproduire. Or chaque œil, chaque bourgeon, constitue, comme M. Gaudichaud l'a démontré, un individu distinct. Cet individu vivra et se développera si vous le mettez dans des conditions convenables.

Cette opération de la greffe est si bien une génération que le bourgeon greffé reproduit un végétal identique à celui qui a fourni la greffe : il n'y a donc aucun argument à tirer contre l'unité des organismes vivants du fait des greffes végétales.

Quant aux *greffes animales*, nous voudrions déshabituer les physiologistes de cette expression, attendu que ce ne sont pas du tout des greffes ; il n'y a point ici un germe, un embryon que l'on prend sur un individu pour l'insérer sur un autre où il se développerait et reproduirait un individu complet. Non, c'est un organe ou même une portion d'organe : un testicule, un ergot, une queue, un morceau de peau que l'on retranche d'un être vivant, et que l'on réunit par *première intention* avec un autre être vivant ; c'est un phénomène du même ordre que la réunion, chez le même individu, d'une partie arrachée ou coupée accidentellement. Nous avons dit que le *principe d'activité* était présent partout le corps et *animait* toutes les cellules. Quand on retranche l'ergot d'un coq ou la queue d'un rat, il ne faut pas croire que l'on coupe une portion du *principe d'activité ;* attendu qu'un principe, une force ne sont pas des corps, et qu'ils ne peuvent être divisés. Il ne faut pas non plus dire avec Virchow et les organiciens que chaque partie, chaque cellule possède son principe d'activité, car une fois que cette partie enlevée aura usé la *vie communiquée* par le principe animateur, elle périra définitivement et retombera dans le monde inorganisé. Il vous sera impossible de prolonger sa vie au delà de quelques heures, malgré la chaleur, l'électricité et toutes les causes externes. Mais si cette partie séparée est replacée, pendant que sa vie persiste encore, dans des conditions analogues à celles dont elle jouissait sur l'animal auquel vous l'avez enlevée, elle continuera à vivre. Les phénomènes de nutrition reprendront avec la circulation et l'innervation, absolument comme si cette partie avait été réunie par première intention chez l'animal auquel on l'avait retranchée primitivement.

En quoi ces divers phénomènes touchent-ils à l'unité de l'être? Est-ce que le rat auquel vous avez retranché la queue est atteint dans son unité par cette amputation? Celui qui porte maintenant une queue surnuméraire est-il double pour cela? Non, sans doute, et la seule objection spécieuse à tirer de ces phénomènes, c'est qu'il n'y a point de principe d'activité unique, attendu que la queue coupée peut vivre un certain temps séparée du corps, et qu'elle peut continuer à vivre sur un autre rat.

Nous avons expliqué ces faits par la *vie acquise*. Nous avons dit que la partie animée par le principe d'activité continuait à vivre un certain temps après avoir été retranchée du corps, comme la balle chassée par un bras vigoureux conservait pendant quelque temps un mouvement communiqué. Si cette partie séparée est réunie de nouveau à sa souche, la vie non interrompue reprendra son cours. Et en quoi l'unité du principe d'activité sera-t-elle atteinte par cette expérience? En quoi la réunion par première intention d'une phalange séparée plus ou moins complétement atteint-elle l'unité du principe vital? Eh bien, je ne vois pas qu'elle soit plus atteinte, si au lieu de rattacher la queue du rat sur le rat même auquel vous l'avez coupée, vous l'insérez sur un autre rat. Dans le premier cas, les cellules encore vivantes de la queue coupée se retrouvent placées sous l'empire de la même cause de vie qu'avant l'amputation

et elles continuent à vivre et à proliférer ; dans le se-
cond cas, elles se trouvent soumises à un principe d'activité très-analogue, et elles continuent à vivre d'une
vie plus ou moins parfaite.

Pour terminer ce que nous avons à dire sur la doctrine
générale de Virchow, il nous reste à examiner comment
cet auteur explique la vie ; nous trouverons sa pensée
dans les chapitres intitulés *Activité et irritabilité des éléments*, — *Formes diverses d'irritations*. Autant que possible nous lui laisserons la parole pour exposer ses
idées.

« C'est dans l'*activité* que nous trouvons la caractéristique de la vie. . . . .
D'après ce que nous savons, cette action, cette *activité
vitale* n'est suscitée dans aucune partie du corps par
une cause innée (*causa innata*), immanente et entièrement contenue dans une même partie. — Partant, pour
obtenir la manifestation de l'activité vitale, il faut nécessairement une *excitation*. Toute activité vitale suppose
une excitation ou, si vous le préférez, une *irritation*.
L'excitabilité des diverses parties est le seul criterium
qui nous permette de juger si la partie est encore
vivante. » (P. 250.)

J'en suis fâché pour la réputation de clarté qu'on a
faite à Virchow, probablement par comparaison avec
d'autres micrographes, mais cela est diffus et confus,
et nous devons tâcher de rendre la pensée de notre
auteur plus claire avant de la combattre.

Pour Virchow, l'*activité vitale* n'est autre chose qu'une
propriété des corps organisés ; c'est l'*excitabilité* ou l'*irritabilité*. Il se défend de trouver la cause des phénomènes
d'excitabilité dans un principe, dans une *cause innée,
immanente, et entièrement contenue dans une même partie* ;

mais si cette cause d'activité n'est pas en dedans, n'est pas immanente, où est-elle? elle est au dehors; « elle réside dans une *excitation* ou, *si vous l'aimez mieux, dans une irritation.* » A la page suivante, notre auteur ajoute : « Si vous voulez aller plus loin et analyser ce qu'il faut comprendre sous le nom d'excitabilité, je vous répondrai que les diverses fonctions mises en jeu par une action *extérieure* sont de trois ordres . . . . *fonction, nutrition, formation* » (p. 251). Ainsi, c'est toujours une action extérieure qui met en jeu l'excitabilité. Résumons cette doctrine : La vie est due à une propriété des corps organisés, l'excitabilité; cette propriété n'est mise en jeu que par une excitation extérieure, et il n'y a point d'autre cause d'activité.

Ce système appartient évidemment à ce que Auguste Comte appelle, dans son langage barbare, le *sociologisme*, système auquel se sont ralliés, en France, Littré, Robin et la plupart des micrographes. Mais les pères véritables de ce système sont, en physiologie, Brown et Broussais. Le premier avait dit, dans ses *Elementa medicinæ :* « L'homme a pour propriété l'excitabilité, et la vie dépend des excitants extérieurs. » C'est plus court et plus clair que ce qu'écrit Virchow; mais c'est absolument la même pensée. Broussais avait dit avec la même clarté : « La vie de l'animal ne s'entretient que par des stimulants extérieurs. »

Notre ami le Dr Fredault a réfuté victorieusement ce matérialisme honteux et déguisé dans son *Traité d'Anthropologie générale* (p. 148). Nous reproduirons plus loin quelques-uns de ses arguments.

Nous disons que la vie ne peut s'expliquer par une propriété des tissus mis en jeu par des excitants. Nous rejettons cette hypothèse parce qu'elle ne suffit pas à expliquer les faits produits par l'expérimentation. Il y a, nous l'avons déjà dit, dans tout organisme un principe d'activité qui a formé cet organisme et qui le fait vivre. Cette doctrine répond à tous les faits, et c'est pour cela que nous l'adoptons; elle seule nous rend compte des différences d'espèces et même des différences individuelles; elle seule nous rend compte de la vie latente du germe et de la génération.

En résumé, le principe animateur est unique pour chaque individu : il est présent dans tout l'organisme ; il varie avec les espèces, les variétés, les sexes et les individus; et il n'y a point d'êtres organisés, point de vie sans lui.

Hunter a démontré expérimentalement le principe d'activité des êtres organisés :

« Je remarquais, dit-il, que dans tous les œufs qui éclosent, le jaune n'a pas diminué au terme de l'incubation, reste sans se gâter jusqu'à la fin, et que la partie de l'albumine qui n'a pas été employée au développement des poulets est parfaitement conservée quelques jours avant l'éclosion, bien que tous deux se soient trouvés à une température de 103° Fahr. (39°,44) dans le nid de la poule, pendant trois semaines; mais si l'œuf n'éclot pas, le jaune se putréfie peu après l'époque où se putréfie toute matière animale. — Afin de déterminer s'il n'existe point d'autres preuves de l'existence *du principe de vie* dans l'œuf, je fis l'expérience suivante: je plaçai un œuf dans un mélange réfrigérant, à peu près à 0° Fahr., et je le fis geler ; ensuite, je le fis dégeler. Je pensais que par ce procédé le principe de conservation de l'œuf devait être détruit; c'était aussi ce qui avait lieu. En effet, je plaçai cet œuf dans un mélange réfrigérant à 15° Fahr. (— 9°,44) avec un œuf frais, afin d'établir une comparaison entre le premier et celui que je considérais comme vivant; et ce dernier ne fut gelé

que sept minutes et demie après le premier. Dans une
nouvelle expérience, je plaçai un œuf nouvellement
pondu dans une température de 17 à 15° Fahr. (— 8°,33 à
9°,44 c.), il mit environ une heure à geler ; après qu'il
fut dégelé, je l'exposai à une température moins basse,
25" Fahr. (· 3°,88 c.), il gela dans la moitié du temps. Or,
la congélation ne se serait pas même effectuée dans une
demi-heure, si l'œuf n'avait pas été tué dans la première
expérience, puisque dans la seconde le froid était moins
élevé de 7° Fahr. (5° c.). Ces expériences démontrent que
l'œuf, quand il est vivant, est doué d'une force de résistance au froid, et qu'il n'en jouit plus quand il est
tué par la congélation. » (*Œuvres*, t. I, p. 258.)

C'est ce même principe de vie qui a conservé, pendant
plusieurs milliers d'années, le froment renfermé dans
le tombeau des Pharaons. Non-seulement ce froment
a vécu pendant des siècles sans qu'aucun *irritant* vînt en-
tretenir sa vie, mais encore il a conservé la propriété de
germer.

La théorie de Virchow donne aux causes extérieures
une puissance exagérée. « Que l'activité vitale, dit
M. Fredault, ait besoin, pour se développer, d'excitant,
cela est vrai. Mais ces excitants ne développent jamais
que ce qui existe, d'après cet adage vulgaire, *on ne peut
tirer d'huile d'un mur.* Pour exciter la pensée à se développer, il faut qu'il y ait un principe pensant, et l'on ne
fera jamais penser un animal sans intelligence. Tous
les stimulants du monde ne feront jamais pousser des
ailes à une baleine, ni des nageoires à un chat, non
plus qu'il ne fera marcher quelqu'un qui n'a pas de
jambes.

« Vous prenez des œufs de perdrix ou de canard et vous
les faites couver à une poule, il n'en sortira jamais que
des perdrix ou des canards. Il y a dans le germe une

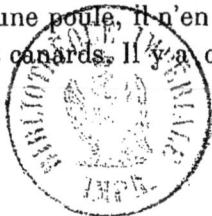

Jousset.

puissance particulière à la génération qui dispose l'être nouveau, l'arrange, l'organise sur le modèle de ses générateurs, indépendamment de toute influence extérieure ; et ce principe n'existe qu'à la condition d'agir dans une certaine forme. » (*Loc. cit.*, p. 150.)

La génération et la formation des êtres échappent si bien à l'hypothèse de l'excitabilité et des causes externes, que Virchow est obligé d'admettre un *irritant inconnu.* « Ce qui, dans le corps en voie de développement, se passe sous l'influence d'un *irritant inconnu*, dont l'action a commencé lors de la fécondation, et que je nommerai *irritant de croissance*, se produit dans le corps de l'adulte par suite de l'irritation directe des tissus » (*loc. cit.*, p. 270). Quel galimatias ! *Quand on prend du galon, on n'en saurait trop prendre.* Virchow pousse le culte des irritants jusqu'à admettre un *irritant inconnu ;* mais cet irritant inconnu est précisément comme le *Dieu ₁nconnu* auquel les Athéniens avaient dressé des autels ; c'est celui qui forme et conserve les corps organisés ; c'est, en un mot, le principe d'activité dont nous avons, je crois, démontré l'existence.

II

Dans cette seconde partie de notre critique nous examinerons les applications que Virchow a faites de sa doctrine aux questions médicales. L'*inflammation*, les *néoplasies*, la *pyohémie* et les *embolies* attireront surtout notre attention.

L'inflammation d'après la pathologie cellulaire.

L'inflammation est une lésion tellement caractérisée, tellement définie, que toutes les doctrines médicales, même celles qui ont prétendu la supprimer, ont donné une théorie de l'inflammation. Les humoristes modernes ne voient dans l'inflammation qu'un phénomène vasculaire et un degré plus élevé de l'hyperémie. L'augmentation de la fibrine dans le sang; l'accroissement d'activité de la circulation capillaire, puis l'arrêt de cette circulation par tassement des globules; la formation d'un exsudat fibrineux; sa résorption ou sa transformation : telle est, pour cette école, la succession des phénomènes de l'inflammation.

Virchow a pris le contre-pied de cette théorie. L'excès de fibrine ne préexiste pas dans le sang, mais elle est due à la prolifération des cellules enflammées qui versent à grands flots la fibrine pathologique dans le torrent circulatoire; l'inflammation peut se développer dans des tissus privés de vaisseaux et de nerfs; elle ne dépend donc ni du système sanguin ni du système nerveux. Jamais Virchow n'a constaté d'exsudat dans le parenchyme; l'augmentation du volume qui accompagne l'inflammation tient donc uniquement, dans ce cas, à la nutrition exagérée des cellules qui grossissent et dont la substance intracellulaire, augmente de quantité en même temps qu'elle se trouble. L'inflammation n'est donc qu'une *hypertrophie aiguë*. Quant aux exsudats qu'on ne saurait nier sur les muqueuses, dans les alvéoles pulmonaires et sur les séreuses, ils ne viennent point directement des vaisseaux par suite d'une pression exagérée. C'est l'activité propre des cellules qui transforme et produit les exsudats fibrineux et muqueux. Quant aux troubles de la circulation capillaire, Virchow n'en tient aucun compte et n'en parle même pas. Enfin, et c'est là le plus grand reproche que nous fassions au physiologiste prussien, il nie que l'inflammation soit un phénomène toujours comparable à lui-même, et

il supprimerait volontiers cette dénomination du langage de l'anatomie pathologique.

Nous allons maintenant rapporter les différents passages dans lesquels Virchow a exposé sa théorie de
l'inflammation, en commençant par ceux qui ont rapport à l'existence même de cette lésion.

§ 1. — L'inflammation ne constitue pas un processus
distinct. «Jusqu'à ces derniers temps on était accoutumé
à considérer *ontologiquement* l'inflammation; on la regardait, quant à son *essence*, comme un processus partout semblable; mes recherches, en annihilant le point
de vue ontologique, ont abouti à *ne plus distinguer essentiellement ce processus des autres évolutions pathologiques*,
mais à le considérer comme différant des autres par sa
forme et sa *marche*. » (P. 343.)

Longtemps avant qu'il fût question de Virchow en
France, notre école a soutenu que l'inflammation était
toujours une lésion; c'est-à-dire un état *dépendant d'une
maladie*. Ma thèse pour le concours de l'agrégation, année 1847, ne permet aucun doute sur ce point. Par
conséquent, le physiologiste prussien se fait illusion
quand il s'attribue le mérite d'avoir *annihilé le point de
vue ontologique* dans cette question. Mais il émet une erreur qu'il peut garder à son propre compte quand il
ajoute : «que *ses recherches ont abouti à ne plus distinguer
essentiellement ce processus des autres évolutions pathologiques;* » nous soutenons, au contraire, que ce processus est
distinct et défini, ce qui ne veut pas dire essentiel.
Du reste, Virchow est lui-même de notre avis, car il accorde que « l'inflammation diffère des autres processus
par sa *forme* et sa *marche*, » ce qui est déjà considérable;
puis enfin, quelques pages plus loin, il accentue encore
plus cette différence : « et pourtant ces parties (la cornée

et le cartilage) s'enflamment de la *même manière* que les autres, et les modifications que produit cet acte morbide dans les parties dépourvues de vaisseaux *ne diffèrent pas essentiellement* de celles que l'on observe dans les parties qui en possèdent. » (P. 346.)

Comment, l'inflammation n'est pas un acte morbide distinct et il a une *forme* et une *marche* différentes des autres processus ; et, de plus, cet acte est *essentiellement* le même dans les différents tissus ! Nous trouvons là tous les caractères nécessaires pour faire de l'inflammation une lésion distincte ou définie, et, en se relisant, Virchow sera de notre avis.

§ II. — L'excès de fibrine que l'on rencontre dans le sang ne préexiste pas à l'inflammation locale et n'en est pas la cause; ce sont les cellules de la partie enflammée qui engendrent la fibrine en excès, et cette fibrine pathologique est prise par les lymphatiques et versée dans le torrent circulatoire; par conséquent, l'inflammation ne tient pas à une dyscrasie, et la thèse des humoristes est fausse. Voici maintenant les passages dans lesquels Virchow expose cette théorie :

« Pour moi, *lorsque la fibrine se produit dans l'organisme en dehors du sang, ce n'est point du sang qu'elle provient, mais bien d'un tissu local:* et j'ai cherché à modifier les idées sur ce qu'on a appelé la crase phlogistique, en ce qui touche sa localisation. On regardait autrefois la modification du sang dans l'inflammation comme une ésion préexistante et dépendant surtout de l'augmentation de la proportion de fibrine contenue dans le sang ; j'ai compris la crase comme un accident dépendant de l'inflammation locale. (P. 144) . . . .
. . . .

« On ne doit donc pas dire, *je le pense* du moins, que

le malade dont le sang contient une proportion plus considérable de fibrine, possède plus qu'un autre une prédisposition aux transsudations fibrineuses (aux inflammations). Quand un sujet produit, en un point de son organisme, une grande quantité de substances fibrinogènes, je pense que cette dernière passera d'abord dans la lymphe et ensuite dans le sang. Dans ces cas, l'exsudation est le surplus de la fibrine formée *in loco*, surplus que la circulation lymphatique n'a pu entraîner en totalité.» (P. 147.)

Quelques pages auparavant, Virchow avait dit : « Dans les organes où l'on peut observer cette remarquable coïncidence d'un sang phlogistiqué (c'est-à-dire avec excès de fibrine) et d'une inflammation locale, on trouve d'ordinaire un grand nombre de vaisseaux lymphatiques et de ganglions ; au contraire, les organes qui ont peu de lymphatiques ou bien ceux dans lesquels on n'en connaît pas, n'exercent (quand ils sont enflammés) aucune influence notable sur la quantité de fibrine du sang. » (P. 144.)

C'est très-bien ; et il y a bien des années que J.-P. Tessier et ses élèves ont démontré, contre M. Andral et les humoristes modernes, que l'excès de fibrine dans le sang n'était pas la cause de l'inflammation. Nous serions donc fort heureux que Virchow vînt ajouter à cette démonstration en établissant que l'excès de fibrine que l'on rencontre dans le sang pendant le cours de la plupart des inflammations a sa source dans l'organe enflammé. Seulement Virchow ne donne même pas le commencement d'une démonstration, et un « je pense » n'a jamais suffi, fût-on micrographe et Allemand, pour faire adopter une hypothèse dans la science médicale. Pour nous, l'*idée* de Virchow reste à l'état d'ingénieuse théorie, et il nous permettra de la compléter en disant :

je pense que dans la plupart des inflammations la fibrine se produit en excès, non-seulement dans l'organe enflammé, mais encore dans le sang.

§ III. — L'inflammation peut se développer dans des tissus privés de vaisseaux et de nerfs. On ne doit donc pas dire que l'inflammation est un trouble de l'innervation et du système capillaire.

Cette proposition de Virchow est incontestable; et elle est assez claire et suffisamment démontrée par le fait de l'inflammation des cartilages, des tendons et de la cornée transparente, pour qu'il soit inutile de citer les passages dans lesquels le physiologiste de Berlin expose cette opinion. Oui, l'inflammation est une lésion de la nutrition et non, comme l'ont dit la plupart des anatomo-pathologistes, une lésion de la circulation capillaire, et cette lésion peut se développer avec des phénomènes presque identiques dans les tissus vasculaires et dans les tissus privés de vaisseaux. Il suffit qu'un tissu se nourrisse pour qu'il puisse s'enflammer, et l'activité de l'élément anatomique, de la cellule suffit à la production de cette lésion.

Mais Virchow est trop exclusif quand il ne tient pas un compte suffisant des désordres vasculaires qui constituent une partie des phénomènes locaux de l'inflammaion pour les organes, et c'est le plus grand nombre, qui possèdent un système capillaire développé. De même, Virchow incline à refuser toute influence au système nerveux dans la production de l'inflammation; il y a encore là une exagération. Sans doute, la section du grand sympathique au cou ne produit qu'une congestion, une hyperémie, dans le côté correspondant de la face, et il ne faut pas confondre, comme le veulent les humoristes, la congestion et l'inflammation. Mais

tout n'est pas dit, il s'en faut, sur ces expérimentations;
et Claude Bernard nous semble avoir démontré, après
Magendie, que la section du nerf trifacial entraînait
l'inflammation et la fonte purulente de l'œil. Virchow
cite bien une expérience de Snellen dans laquelle la section du trifacial n'est pas suivie de l'inflammation de
l'œil si on rend à cet organe un appareil sensible de
protection en recousant au devant de lui l'oreille du
lapin en expérimentation. Mais cette expérience aurait
besoin d'être contrôlée, et il existe d'autres vivisections
qui prouvent que le système nerveux a une certaine influence sur la production de l'inflammation.

§ IV. — Virchow combat la doctrine humoriste de
l'*exsudat fibrineux*, et à le lire superficiellement on croi-
rait qu'il nie complétement l'existence des exsudats
provenant directement du sang; mais, si on recherche
sa pensée avec soin, on voit qu'il n'est pas aussi exclusif. Nous serons donc obligé encore de le citer longuement en soulignant les passages sur lesquels nous
désirons appeler l'attention des lecteurs.

« Dans les premières tentatives que je fis timidement
pour modifier cette manière de voir (la théorie des exsudats), je me suis servi à dessein de cette expression :
exsudation parenchymateuse. J'étais convaincu, par
l'observation que dans beaucoup de cas où une tuméfaction inflammatoire se formait, *il n'y avait absolument que
du tissu.* Les tissus composés uniquement de cellules ne
me présentaient, après la tuméfaction (l'exsudation), que
des cellules; les tissus composés de cellules et de substances intercellulaires ne possédaient après le flux que
des cellules et de la substance intercellulaire; seulement les
éléments étaient plus volumineux, plus tendus, rem-
plis de certaines substances qu'ils n'auraient pas dû

contenir ; mais *il n'existait pas d'exsudation comme on le pensait*, soit libre, soit interposée entre les mailles du tissu. *Toute la masse nouvelle était renfermée dans les élé-ments* (les cellules). . . . .
Ce processus est dû à l'activité des éléments orga-niques (des cellules)..... Les éléments constituant du tissu (les cellules) absorbent une plus grande quantité de substance en s'agrandissant, mais *il n'y a rien de plus que les éléments agrandis.* » (P. 262.)

Dans ce passage Virchow nie complétement l'exis-tence d'un exsudat quelconque dans l'inflammation et rapporte à l'activité cellulaire seule tout le processus pathologique. Mais, nous l'avons dit, ce n'est pas là sa pensée complète et nous la trouvons dans les passages suivants :

« Je pense donc que, dans le sens ordinaire, il n'y a pas d'exsudat inflammatoire. Au contraire, l'exsudat est composé des substances résultant d'un changement dans la manière d'être des parties enflammées (substances produites par les cellules enflammés), substances qui se mêlent avec le liquide (toujours séreux) transsudant à travers les parois vasculaires. Si la partie possède une grande quantité de vaisseaux superficiels, elle fournira un exsudat dans lequel les liquides exhalés du sang seront versés à la surface, entraînant les produits spé-ciaux du tissu, mucine, fibrine, paralbumine. *S'il n'existe pas de vaisseaux, il n'y aura pas d'exsudat.* » (P. 349)

Virchow dit ici que l'inflammation s'accompagne d'exsudat dans les tissus où il y a beaucoup de vaisseaux superficiels; et qu'elle ne s'accompagne pas d'exsudat dans les parties privées de vaisseaux. Mais ce n'est en-core que la moitié de sa pensée, car il ajoute quelques lignes plus bas :

« Il y a donc bien des inflammations *exsudatives* à la

surface de la peau, des muqueuses, des séreuses, des
synoviales, mais nous ne connaissons rien de semblable
dans le cerveau, la moelle, les nerfs, les muscles, la rate,
le foie, les testicules, les os, etc. De cette manière, il y
aura *deux formes d'inflammation* : « l'inflammation pure-
« ment parenchymateuse dans laquelle le processus se
« passe dans le sein même du tissu, et dans laquelle il
« n'y a pas production appréciable d'exsudat, et l'in-
« flammation sécrétoire (exsudative), spéciale aux or-
« ganes superficiels, et dans laquelle il y a exsudation
« de liquide venant du sang, mélange de ce liquide
« avec les produits de l'inflammation parenchymateuse
« (fibrine, mucine, paralbumine), et excrétion de ce mé-
« lange à la surface des organes. » (P. 350.)

Ce dernier passage est assez clair, avec les additions
que nous y avons faites entre parenthèse, pour que
nous nous dispensions de le commenter longuement.
Ajoutons, pour compléter la théorie de Virchow, que ce
physiologiste professe, avec juste raison, que la fibrine
qui compose beaucoup d'exsudats ne sort pas mécaniquement des vaisseaux. mais qu'elle en est tirée par
l'activité des cellules ; il en est de même du mucus qui
n'existe pas dans le sang et qui est produit si abondam-
ment dans les inflammations catarrhales. Les troubles
de la circulation et l'augmentation de la pression du
sang dans les vaisseaux ne sauraient en faire transsuder
la fibrine ; « ce qui transsude est toujours un liquide
séreux » (p. 349).

Virchow restitue à l'activité cellulaire, à la nutrition
proprement dite, une large part dans le travail de l'inflammation, et il a raison, mais il se tient trop au point
de vue de la *pathologie cellulaire* et il néglige les phénomènes vasculaires qui jouent un rôle considérable
dans le processus inflammatoire des tissus pourvus de

vaisseaux ; et, quoique nous n'admettions pas que la
fibrine transsude mécaniquement des vaisseaux pendant le travail inflammatoire, nous professons que c'est
à l'aide du sang que l'activité cellulaire parvient à produire les quantités considérables de fibrine, de mucine
et de paralbumine que constituent certains exsudats.

§ V. — La cause de l'inflammation est *l'irritation inflammatoire*. C'est, on le voit, la théorie de Broussais.

« Qu'est-ce donc qu'une irritation inflammatoire ?

« Pour moi, et d'après *mes observations, c'est une action
extérieure venant, soit directement du dehors, soit du sang*,
qui agit sur une partie de l'organisme, en change la
structure et la composition, modifie ses rapports avec
les tissus voisins. Sous cette influence, la *partie irritée*
attire à elle une certaine quantité de substance qu'elle
emprunte à ce qui l'entoure, *soit à un vaisseau*, soit à
toute autre partie du corps ; elle attire, absorbe, transforme suivant les circonstances une partie plus ou moins
grande de matériaux. » (P. 346.)

Virchow raccorde la théorie de l'inflammation à sa
théorie de la vie. Nous avons vu que les cellules vivent
parce qu'elles sont douées d'une propriété : l'irritabilité
mise en jeu par les causes externes, et qu'il y avait trois
espèces d'irritation : l'irritation fonctionnelle, l'irritation nutritive et l'irritation formative. Virchow y ajoute
l'irritation inflammatoire. Ce qui veut dire, en résumé,
que le processus inflammatoire est sous la dépendance
de l'activité cellulaire ; ou mieux, plus clairement et
sans hypothèse, que l'inflammation est un trouble, un
désordre de la vie végétative.

Nous n'aurions donc rien à dire de cette théorie de l'*irritation inflammatoire* puisque, ramenée à des termes
précis, elle n'est point une théorie ; elle n'est que la

simple expression d'un fait : le processus inflammatoire se passe dans la vie végétative. Mais Virchow,
cédant au courant organicien, qui n'admet que des
causes externes, ajoute : « Pour moi, et *d'après mes ob-*
servations, c'est une *action extérieure*, venant soit directement du dehors, soit du sang, » qui est la cause de
l'inflammation.

Nous serions curieux de connaître les *observations* sur
lesquelles Virchow a établi cette proposition : les inflammations sont toutes de causes externes. Comment,
les inflammations symptomatiques des phlegmasies et
des fièvres, les inflammations qui accompagnent quelquefois les néoplasies, en un mot toutes les inflammations non traumatiques sont dues à une *action extérieure*
venant du sang?

Quelle juste punition du péché d'hypothèse dont, pa-
raît-il, jamais les médecins ne parviendront à se cor-
riger ! Quoi, voilà Virchow qui a consacré sa vie à
pourfendre l'humorisme et qui, pour soutenir la plus
méchante théorie qui puisse se rencontrer, tombe à plat
dans ce même humorisme et dans les altérations du
sang ! Ce n'était pas la peine de consacrer tant de pages
si laborieusement écrites à démontrer que la fibrine en
excès n'était pas la cause de l'inflammation locale, que
l'inflammation n'était pas une dyscrasie, pour arriver
à dire que la plupart des inflammations dépendaient
d'une altération du sang, c'est-à-dire d'une dyscrasie.
Pour un maître, qui a la prétention d'avoir réformé la
médecine, pour *un héros*, comme l'appellent ses disciples
les plus enthousiastes, la bourde est un peu forte.

Mais, au moins, Virchow va nous nommer ces altérations du sang qui sont la cause de l'inflammation,
puisqu'il ne parle que d'après ses observations. Pas du
tout. Virchow ignore absolument quelle est ou quelles

sont ces altérations, et s'il a parlé de ses observations, c'est uniquement parce que *cela fait bien dans le paysage*.

En résumé, Virchow a restitué à l'activité propre de la cellule le rôle qui lui appartient dans le processus inflammatoire; il a établi, contre les humoristes modernes, que la congestion n'était pas le premier degré de l'inflammation; que l'excès de fibrine dans le sang ne préexistait pas à l'inflammation et, par conséquent, n'en était pas la cause; il a enseigné avec raison que les exsudats ne sont pas tous fibrineux, et que ceux qui le sont ne proviennent point d'une transsudation mécanique de la fibrine à travers les parois vasculaires, mais que les exsudats sont les produits de l'activité cellulaire.

Ces vérités, dont la plupart ont été enseignées par J.-P. Tessier et son école, dont plusieurs appartiennent en propre à Virchow, sont plus que suffisantes pour mériter à cet auteur l'estime de tous les anatomo-pathologistes. Cependant les hypothèses de l'étiologie organicienne, sur le rôle exagéré des causes externes, font broncher l'esprit, ordinairement plus positif de Virchow, et l'ont fait retomber dans cette absurdité des altérations du sang qu'il se faisait gloire d'avoir combattues et qu'il devait croire à jamais anéanties. Enfin Virchow a complétement négligé le point de vue médical dans ses études sur l'inflammation, et il ne semble pas se douter que ce processus varie, non-seulement avec les tissus, mais encore, mais surtout avec les maladies dont il constitue la lésion.

III

DES NÉOPLASIES ET EN PARTICULIER DES NÉOPLASIES
PATHOLOGIQUES.

Virchow applique à la formation des produits morbides sa théorie de l'activité cellulaire : c'est l'*irritation
formative* qui produit les néoplasies, et la doctrine des
exsudats et des blastèmes est remplacée par celle du
développement et de la transformation continue des
tissus. Nous retrouvons donc ici la thèse que nous
avons déjà examinée à propos de l'inflammation. Les
néoplasies se forment par le même mécanisme que la
génération : il y a des formations par segmentation des
cellules ou par génération endogène. Les premiers
éléments formés se ressemblent tous, au moins en apparence ; ils sont indifférents, et il n'est pas possible de
dire qu'une néoplasie, qui est encore à ce premier stade,
deviendra du pus, du cancer, du tubercule ou un tissu
physiologique quelconque.

Les néoplasies ne sont point des secrétions morbides ;
ce sont des *transformations* des cellules préexistantes, et
en particulier, des cellules épithéliales et des cellules
du tissu conjonctif. Les néoplasies se divisent en homologues et en hétérologues. Virchow donne le nom de
produit hétérologue, non-seulement aux tumeurs malignes, mais encore à tout tissu qui s'éloigne du type
propre au lieu où il se forme. Il rappelle que les tissus
hétérologues sont tous composés d'éléments, dont on
retrouve les analogues dans les tissus physiologiques.

Le pus est un produit hétérologue. Sur les surfaces,
il se produit aux dépens des cellules épithéliales ; dans
les parenchymes, par la transformation des cellules du

tissu conjonctif. Sur les surfaces, il y a d'abord prolifération des cellules épithéliales, produisant un liquide
puriforme, puis transformation des cellules épithéliales
en cellule de mucus et en cellule de pus. Dans les parenchymes, les cellules du tissu conjonctif prolifèrent avec
une rapidité inouïe et se transforment en globules de
pus. Dans tous les cas, le pus est le produit d'une transformation des éléments solides du corps vivant.

La *tubercule* est essentiellement une *petite tumeur*, et
ce qu'on appelle *tubercule infiltré* est un produit inflammatoire. Cette dernière lésion doit se distinguer du tubercule, quoiqu'elle se rencontre dans la même maladie
et qu'elle ait une terminaison identique, la *caséification*.
Les gros tubercules sont produits par l'agglomération
d'une quantité de petits tubercules miliaires. Le tubercule est une néoplasie qui est toujours extrêmement
pauvre et qui arrive rapidement à sa *période régressive ;*
cette période régressive commence toujours par le centre
du produit. Elle a reçu le nom d'*état caséeux*. L'état caséeux est commun au tubercule, au pus, au cancer, aux
produits inflammatoires. Toutes les néoplasies, arrivées
à l'état caséeux, se ressemblent; aussi est-il souvent impossible de dire si un poumon farci de *masses caséeuses*
est tuberculeux ou non.

Le tubercule est produit par la prolifération des cellules du tissu conjonctif. Il est composé, comme le pus,
d'éléments très-petits et très-nombreux.

La cellule tuberculeuse a son analogue dans la cellule du ganglion lymphatique.

Le *cancer* est une néoplasie, composée d'éléments très-
grands et très-rapidement développés. Elle est le produit de la prolifération des cellules du tissu conjonctif et
des cellules épithéliales. Elle constitue *une sorte d'organe
dans lequel les cellules épithélioïdes sans enchâssées dans un*

stroma du tissu conjonctif vasculaire de nouvelle formation
(p. 430). Le cancroïde ne peut pas être distingué du
cancer proprement dit par la structure épithéliale de
ses éléments, car l'un et l'autre tissus possèdent des
cellules à aspect épithélial (p. 429). Le cancer s'étend
en transformant les tissus autour de lui, et l'inspection
microscopique démontre que les tumeurs cancéreuses
sont entourées d'une zone en voie de transformation ;
les tumeurs cancéreuses peuvent se reproduire après
l'opération ; enfin elles se multiplient et apparaissent
dans plusieurs points de l'organisme. Pour expliquer
ces différents phénomènes, Virchow admet qu'il se forme
une substance contagieuse qui s'infiltre et se propage
par les anastomoses des cellules du tissu conjonctif; cette
substance contagieuse sert à propager le cancer au loin
par le système lymphatique et *peut-être* par le sang.

Virchow termine le chapitre des néoplasies, en pro-
clamant bien haut que la forme des cellules est insuffi
sante pour distinguer les *tumeurs malignes* des *tumeurs
bénignes*; que les tumeurs composées de tissus homologues, comme les *myxomes* et les *enchondromes*, peuvent
devenir malignes si elles contiennent beaucoup de suc ;
c'est la grande quantité de suc qui fait la malignité.

Nous signerions des deux mains la plupart de ces
propositions. J.-P. Tessier professait que les néoplasies
étaient dues à la transformation des solides et des liquides
coagulables des corps vivants; le Dʳ Frédault a démontré
dans ce recueil (année 1855) que les tumeurs hétérologues étaient composées d'éléments, ayant leur type dans
les cellules physiologiques ; dans ma thèse inaugurale
(1846), j'ai soutenu contre les micrographes l'identité
de nature du cancroïde et du cancer proprement dit.
Virchow ne fait donc que reproduire et vulgariser les

enseignements de notre école, seulement les préjugés d'un solidisme exagéré l'empêchent de reconnaître que les liquides coagulables peuvent servir à la formation des néoplasies, et son inintelligence des questions de pathologie générale le conduit à admettre sur la propagation et la multiplication du cancer une théorie insensée. Mais toutes ces questions ont une importance considérable, et chacune d'elles mérite un examen et une discussion détaillés; c'est ce que nous allons faire.

§ I. — Les néoplasies sont un produit de l'activité cellulaire; les exsudats et les blastèmes n'existent point. « Ainsi, avec quelques restrictions peu importantes, vous pouvez *substituer à la lymphe plastique, au blastème des uns, à l'exsudat des autres, le tissu conjonctif avec ses équivalents, et vous pouvez le regarder comme le tissu germinatif par excellence du corps humain*, et le considérer comme le point de départ régulier du développement des parties nouvellement formées » (p. 354).

« ..... Les néoplasies qui ne rentrent pas dans cette classe sont peu nombreuses : ce sont, d'un côté, les formations épithéliales; d'un autre côté, celles qui ont des relations avec les tissus animaux plus élevés, des vaisseaux par exemple. » (P. 354.)

A propos de la formation du pus, Virchow ajoute : « Il est douteux que la troisième série des tissus, les muscles, les nerfs, les vaisseaux, etc., produisent le pus, et cela parce qu'on ne doit pas confondre les éléments du tissu conjonctif qui entrent dans la composition des gros vaisseaux, des nerfs et des muscles, avec les éléments musculaire, nerveux et vasculaire. — Des observateurs compétents, comme O. Weber, ont déjà décrit dans ce genre de tissu l'existence du pus sorti de leur parenchyme. Je ne puis dire à cet égard rien de positif.

Jousset.   3

La règle est sans aucun doute le tissu interstitiel. »
(P. 396.)

Ce passage est d'une obscurité tout à fait germanique.
Il en résulte cependant que les néoplasies se développent non-seulement aux dépens des cellules du tissu conjonctif et des cellules épithéliales, mais encore, d'après les recherches de O. Weber, aux dépens des cellules des tissus musculaire, nerveux et vasculaire, ou en bon français, que *les néoplasies se développent aux dépens des solides du corps vivant*, ce qui est la moitié de la formule de J.-P. Tessier : *Les néoplasies se développent aux dépens des solides et des liquides coagulables de l'économie.*

Mais la deuxième partie de la loi posée par notre école est-elle fausse et Virchow a-t-il réellement démontré que le sang et les éléments fibrineux ne sont pas susceptibles d'entrer dans la formation des néoplasies ?

Le physiologiste prussien ne veut accepter à aucun prix que le sang et la fibrine puissent s'organiser ; *son siége est fait* sur cette question. Aussi prend-il à l'avance toutes les précautions imaginables. La transformation du sang en pus est évidente dans la phlébite. Virchow nie résolument que le liquide puriforme trouvé dans les caillots intra-veineux soit du pus ; ce liquide est composé de fibrine désagrégée et ayant subi une espèce de ramollissement et de *régression chimique.*

Cette opinion étrange est venue renverser la théorie de la phlébite. Au lieu de considérer la formation du caillot intra-veineux comme le premier phénomène de l'inflammation veineuse, Virchow attribue la thrombose à une altération inconnue du sang (encore l'humorisme qui reparaît, tant il est difficile de s'en débarrasser); puis la fibrine subit la *régression chimique*, et ce ramollissement, en vertu d'une loi aussi inconnue que celle qui préside à la formation du caillot intra-veineux, se transmet à la paroi veineuse, dont il détermine l'inflammation et la suppuration !

Ainsi, Virchow reconnaît bien qu'il y a un caillot, une inflammation des parois veineuses et une suppuration. Seulement, comme il ne peut admettre que la fibrine se transforme en pus, il suppose que l'*irritation* (Broussais, pourquoi es-tu mort !), causée par un simple caillot, suffit pour déterminer l'inflammation et la suppuration des parois veineuses.

Certes, nous ne voulons pas proscrire l'hypothèse en tant qu'elle constitue une méthode pour trouver la vérité. Ce que nous repoussons de toutes nos forces, c'est l'hypothèse à l'état permanent et définitif ; c'est l'hypothèse prenant droit de domicile dans la science et posant pour une vérité démontrée. Virchow fait une hypothèse : l'activité cellulaire du tissu conjonctif produit sans blastème préalable toutes les néoplasies. Puis, au lieu de chercher dans l'observation et l'expérimentation la vérification de son hypothèse, il prend les faits les mieux connus, le processus pathologique, le plus étudié ; il le torture, il intervertit l'ordre des phénomènes, et il le contraint de rentrer sous les lois de la pathologie cellulaire.

Nous trouvons le procédé par trop prussien, et nous opposerons à la théorie de Virchow sur la phlébite les objections suivantes :

1° En vertu de quelle loi, si la paroi veineuse n'est pas enflammée, se forme-t-il un caillot dans un point déterminé du système veineux ? L'altération du sang, qu'on a décorée du beau nom d'*inopexie*, n'est qu'une hypothèse accourue au secours d'une autre hypothèse ; mais, même en l'acceptant, elle ne suffit pas pour expliquer la formation d'un caillot dans un point déter-

miné ; elle expliquerait tout au plus la coagulation du
sang en masse, ou la coagulation dans les extrémités
veineuses, là où le cours du sang est retardé ; mais
pourquoi la formation d'une thrombose dans la veine
cave, dans les sinus utérins, dans la crurale, dans une
veine quelconque, soumise à un traumatisme?

2° Si la fibrine qui compose le caillot intra-veineux se
change en un liquide puriforme, en vertu d'une loi chimique, pourquoi ce phénomène a-t-il lieu si rarement
et pourquoi la plupart des phlébites restent-elles à l'état
de phlébites adhésives? Les lois chimiques ont une ap-
plication nécessaire, fatale même ; quelle est donc la
cause qui suspend leur action dans un cas et qui la
précipite dans un autre?

3° Si c'est le caillot intra-veineux qui détermine l'inflammation de la paroi veineuse, pourquoi ne la déter-
mine-t-il pas toujours, et comment se fait-il qu'un
grand nombre de caillots, même ceux produits par l'art
chirurgical, soient complétement innocents pour la
pario veineuse?

On voit que la théorie de Virchow soulève de sérieuses
objections. Mais le fait même sur lequel ce physiologiste
a basé sa théorie est controuvé. Il est absolument faux
de soutenir que le liquide puriforme rencontré au centre
des caillots intra-veineux n'est point du pus, et cette
grande découverte, dont on a fait tant de bruit, n'est
qu'une erreur inventée pour la justification de la pathologie cellulaire. La preuve de cette erreur, nous la
trouvons dans la description de Virchow lui-même.
Lisons avec attention le passage dans lequel notre auteur établit sa théorie :

« Étudiez ces thrombus : vous verrez la masse qu'ils
renferment, et qui ressemble à du pus, *se former par la
transformation des couches centrales du caillot;* vous vous

assurerez qu'elle ne provient pas de la paroi vasculaire ; c'est une *transformation toute chimique*, analogue à celle que l'on produit artificiellement en laissant lentement digérer de la fibrine coagulée : la fibrine se décompose et se change en une substance finement granulée, et toute la masse devient un détritus. C'est une espèce de ramollissement et de régression chimique des substances organiques : dès le début, *une quantité de petites granulations deviennent visibles ; les gros filaments de la fibrine se divisent en morceaux ; ces derniers se subdivisent en fragments plus petits, et enfin la masse finit par être composée de petits granules fins, pâles* » (p. 174).

Virchow ajoute : Cette masse est puriforme, mais n'est pas du pus puisqu'elle ne contient pas de cellules, et qu'il n'y a pas plus de pus sans corpuscule purulent que de sang en l'absence de globules sanguins. Très-bien ; mais écoutons jusqu'au bout l'auteur de la pathologie cellulaire :

« A côté de ces granules, il n'est pas rare de voir un certain nombre d'autres productions : par exemple *des éléments réellement celluleux, qui sont arrondis, sphériques ou anguleux, dans lesquels on voit un, deux ou plusieurs noyaux, souvent serrés les uns contre les autres et ayant une grande analogie avec les corpuscules du pus*, avec cette seule différence qu'ils contiennent *souvent* des granules graisseux, démontrant qu'il s'agit ici d'une décomposition » (p. 175).

Ainsi le liquide puriforme qui n'était pas du pus, parce qu'il ne contenait pas de cellules, contient maintenant « des éléments réellement celluleux, arrondis, à un ou plusieurs noyaux, » c'est-à-dire de vrais globules de pus.

Virchow se tire de ce mauvais pas en ajoutant que « *souvent* ces cellules contiennent des granules graisseux, démontrant qu'il s'agit ici d'une décomposition; » mais cette phrase ne démontre qu'une chose, c'est l'extrême embarras de Virchow et la puissance du préjugé qui obscurcit son esprit, car tous les anatomo-pathologistes savent bien que le pus est un liquide qui entre rapidement dans la voie régressive, et que *souvent* on rencontre des granules graisseux dans le pus le plus authentique.

Nous acceptons donc *les faits* tels que les décrit Virchow. Au début de la phlébite il y a un caillot; ce caillot se ramollit à son centre par la désagrégation de la fibrine; et il est très-vrai qu'il y a un certain moment où le liquide puriforme, placé au centre du caillot, n'est pas *encore* du pus, et qu'il contient presque exclusivement de *fines granulations ;* mais ce n'est là que le commencement du travail, et bientôt apparaissent des éléments figurés, *des cellules arrondies à un ou plusieurs noyaux,* des cellules de pus en un mot, et la transformation de la fibrine coagulée en pus est achevée.

Écoutons maintenant un autre micrographe, M. Ranvier, décrivant les mêmes phénomènes, et nous nous convaincrons que les caillots intra-veineux de la phlébite suppurent bien réellement, puisqu'ils contiennent des éléments cellulaires nombreux et des globules de pus.

« Dans le premier cas (quand le caillot est encore solide), on trouve, en dissociant les caillots, *une très-grande quantité de cellules épithéliales* des veines, cellules aplaties, en apparence fusiformes, souvent soudées au nombre de deux ou trois par leurs bords. Toutes ces cellules présentent dans leur intérieur des granulations graisseuses d'une grande finesse, mais très-nettes. A côté de ces cellules, on *en voit d'autres aplaties, irrégulières dans leurs contours* et chargées également de granulations graisseuses. *D'autres cellules rondes,* ayant en moyenne 15 millièmes à 2 centièmes de millimètre, *à un ou plusieurs noyaux*, contiennent aussi des granulations graisseuses. On remarque, en outre, *de très-nombreuses cellules*, tout à fait semblables aux *globules du pus* ou aux globules blanc du sang, mais contenant toutes des granulations graisseuses libres, et des granules solubles dans l'acide acétique. Ces derniers semblent provenir d'une dissociation moléculaire de la fibrine qui, dans beaucoup de points du coagulum, se présente encore à l'état fibrilaire. » (In *Gazette médicale*, 1869, n° 23, p. 309.)

Les micrographes se suivent et ne se ressemblent pas; M. Ranvier, qui n'avait point à défendre une théorie particulière, expose simplement ce qu'il a vu. Il ressort de sa description que, même avant la liquéfaction du caillot, le thrombus contient au moins quatre espèces de cellules et en particulier des globules de pus ; tandis que Virchow qui a regardé la même lésion à travers le mirage de la *pathologie cellulaire*, n'a trouvé que des granulations fines et pâles, quelques cellules et beaucoup de granules graisseux.

En résumé, quand un caillot intra-veineux est suppuré, on rencontre à son centre des cellules de pus mélangées à des granules graisseux; en s'éloignant du centre, on rencontre des couches qui renferment des cellules de pus, mélangées à des cellules épithéliales, à des granules graisseux et à de la fibrine désagrégée. Plus on s'éloigne du centre, et plus la fibrine est abondante et plus elle se rapproche de l'état normal. Ainsi, formation d'un caillot dans le point où la veine enflammée a perdu son élasticité physiologique et où, par suite, elle est rétrécie (car un canal qui ne peut se dilater est, à cause de ce fait, réellement rétréci); désagrégation de la fibrine ; disparition de cet élément, qui est remplacé par des cellules de pus et des granules graisseux. L'évolution des phénomènes prouve donc, en dehors de toute théorie, que la fibrine se transforme en pus. Voici, du reste, une étude faite très - consciencieusement et très-scientifiquement qui établit la même vérité : « Scherer a examiné avec soin les changements que du sang extravasé par l'effet d'une contusion à la cuisse, subit pendant la durée de son sé- jour dans le corps; quelques jours après l'accident il avait perdu sa coagulabilité, et *ne contenait plus de fi- brine;* les globules y existaient encore, mais renflés et sphériques; ils contenaient plus d'eau et moins d'éléments solides que dans l'état normal. Trois jours plus tard, les globules avaient disparu, le sang était devenu bien plus aqueux encore, et il s'était déjà produit des corpus- cules de pus; au bout de quelques jours, il était *trans- formé tout entier en pus.* (Cité dans *l'Art médical*, t. III, p. 338.)

Ainsi, avant de se transformer en pus, la fibrine se désagrége, se détruit, disparaît comme fibrine; il en est de même des tissus. Les solides et les liquides coagu- lables ne se changent pas directement en néoplasie, ils *commencent par se désagréger et par se détruire.* Virchow le dit lui-même textuellement : « Toute néoplasie suppose, dans le point où elle se forme, la *disparition* de certains éléments histologiques du corps » (p. 393). Mais, dans notre École, on a enseigné cette vérité bien avant Virchow et dans un autre style :

« Le changement d'un tissu en un autre ne peut se faire sans transition : et c'est se faire une bien fausse idée des choses de croire qu'il s'agit ici d'une sorte de métamorphose cabalistique. Évidemment que, pour re- vêtir une forme nouvelle, il faut quitter l'ancienne et qu'il existe un moment entre la perte de l'ancienne forme et la prise de la nouvelle où la matière est désorganisée, amorphe. Comme pour revivre sous un mode nouveau, il faut mourir à l'ancien, le tissu meurt à sa texture primitive : on le voit disparaître peu à peu, ses éléments devenir plus confus et se perdre enfin dans un blastème amorphe qui est tout à la fois, qu'on me permette cette figure, comme le tombeau de sa première forme et le berceau de sa nouvelle. » (Frédault, *des Eléments organisables des produits pathologiques*, in *Art. medical*, t. I, p. 509.)

Du reste, Virchow ne peut nier que la fibrine ne serve à la formation des néoplasies, il y croit comme nous, mais la nécessité de la doctrine cellulaire lui fait oublier ce qu'il écrit. Ainsi, à la page 191, il dit textuellement que les thromboses peuvent se transformer en tissu cancéreux ! « Tantôt l'altération attaque les parois veineuses qui deviennent réellement cancéreuses et, au bout d'un certain temps, le cancer pénètre dans le vaisseau et se propage dans son intérieur ; tantôt il se forme un thrombus dans le point attaqué ; le thrombus entoure plus ou moins le bouchon cancéreux et il est envahi par la masse cancéreuse. »

Ainsi, la loi posée par J.-P. Tessier est vraie, les néoplasies résultent de la transformation des solides et des liquides coagulables du corps vivant.

§ II. — Les néoplasies se divisent en homologues et et en hétérologues. Les néoplasies hétérologues sont formées de cellules ayant leurs analogues dans des types physiologiques.

Voici les passages dans lesquels Virchow expose ses idées sur ce point.

«Nous devons donner le nom de néoplasies hétérologues non-seulement aux tumeurs malignes et aux productions dégénératrices, mais encore à tout tissu qui s'éloigne du type propre au lieu auquel il se forme : nous nommerons homologues toutes les nouvelles formations qui reproduisent le type du lieu où elles sont engendrées » (p. 394).

Dans ce passage, *hétérologue* n'est pas synonyme de *malin*, puisque Virchow appelle néoplasies hétérologues, non-seulement les tumeurs malignes, mais encore celles qui sont constituées par des cellules étrangères au type du lieu où elles se développent. Mais, à la page suivante, hétérologue et malin deviennent synonymes, comme aussi homologue et bénin :

« Dans le sens restreint de ce mot, on ne regarde comme destructeur que les néoplasies hétérologues. Les néoplasies homologues peuvent devenir nuisibles par accident, mais elles n'ont pas le caractère destructif et malin, dans le sens qu'on attache traditionnellement à ces mots » (p. 395).

A la fin de ce même chapitre, les relations entre les mots malin et hétérologue, bénin et homologue, sont encore changés, puisque les tissus homologues peuvent devenir malins.

« Les tumeurs analogues aux substances de tissu conjonctif et qui semblent entièrement homologues et bénignes présentent aussi cette particularité d'être plus infectantes lorsqu'elles sont plus riches en suc et de l'être moins lorsqu'elles sont sèches. Un *myxome* qui contient beaucoup de liquides est toujours une tumeur suspecte : suivant la quantité de suc qu'elle contient, elle récidivera ou non. » (P. 431.) De même pour la tumeur cartilagineuse (enchondrome), de même pour les fibromes. La malignité n'est donc plus constituée par l'hétérologie mais par la quantité de suc que contient la néoplasie et « surtout si ce liquide peut exercer sur les parties voisines une influence pernicieuse, être contagieux ou irritant » (p. 430).

Obscurité, contradiction, explication fantaisiste, tous
les défauts de Virchow se retrouvent à propos de cette
distinction des néoplasies en homologues et hétérologues. Du reste, il faut avouer que le sujet est aujour-
d'hui extrêmement difficile à débrouiller. Les néoplasies présentent d'une part des tissus qui, comme le cancer et le tubercule, diffèrent complétement, au moins
quant à leur *forme extérieure*, des tissus normaux; de
l'autre, des produits qui paraissent de simples hyperplasies comme les tumeurs fibreuses et les lipomes. Il
semble qu'il y ait là une base assurée de classification,
mais l'inspection microscopique vient démontrer que
ces tissus en apparence si différents des tissus normaux
sont cependant composés d'éléments anatomiques analogues à ceux des tissus physiologiques. Comment alors
appeler hétérologues des néoplasies composées de cellules homologues? Ajoutez à ces notions déjà contradictoires que les tumeurs composées de tissus parfaitement
homologues, des tumeurs qui ne sont que de simples
hyperplasies, peuvent devenir malignes, et vous aurez
une idée de la confusion qui règne sur ce point d'anatomie pathologique.

Cette confusion est née précisément des travaux les
plus récents sur la structure intime des néoplasies et
de la valeur trop absolue que les micrographes et
Virchow en particulier ont accordée à ce fait incontestable aujourd'hui : les néoplasies sont toujours composées d'éléments anatomiques qui ont leur analogue dans
l'état physiologique.

Dans la première partie de cet article, nous avons
exposé les opinions de Virchow sur ce point. — Les
tissus hétérologues sont composés de cellules apparte-
nant à un autre point du corps ou à la vie embryonnaire,
hétérotopie, hétérochronie. A propos de l'histoire des néo-

plasies en particulier, notre auteur rapporte la cellule tuberculeuse à la cellule des ganglions lymphatiques, la cellule cancéreuse à la cellule épithéliale, le globule du pus au globule blanc du sang, etc., etc. Mais l'erreur de Virchow et de ses élèves consiste à faire d'une analogie une similitude. Pour lui, les néoplasies ne sont pas seulement composées d'éléments dont on peut retrouver des types dans des tissus physiologiques, ce sont des éléments identiques à ces tissus physiologiques, mais qui se sont trompés de temps ou de lieu, ce sont de vraies cellules épithéliales qu'on retrouve dans le cancer, c'est bien la gélatine de Warthon qui compose certaines tumeurs colloïdes; en un mot, il n'y a point de cellules pathologiques, elles ne sont telles que par hétérochronie ou hétérotopie.

Comment comprendre maintenant qu'avec des cellules parfaitement physiologiques on puisse faire des tissus pathologiques; que des cellules épithéliales puissent constituer un tissu aussi étranger à l'organisme que celui du cancer, que les cellules des ganglions lymphatiques puissent faire du tissu tuberculeux ou même que des globules blancs du sang constituent un liquide aussi peu physiologique que le pus!

Il y a là évidemment une erreur et, cette erreur vient d'une exagération que notre école a su éviter.

En 1855, M. Frédault publia dans l'*Art médical*, sur l'*organisation pathologique*, un chapitre remarquable qui se terminait par les lignes suivantes :

« Il n'est donc pas possible que l'*élément hétérologue* soit autre chose qu'un produit pathologique, c'est-à-dire une forme morbide, une aberration de l'acte organisateur, et, à ce titre, il est de même nature que s'il était *analogue*, il suit la même loi et se fait par le même acte. Seulement, dans un cas, l'acte normal, dévié dans sa raison d'être, reste normal dans sa forme, *tandis que dans l'autre il est altéré dans l'un et l'autre* ; il y a un degré de perversion de plus, rien au delà. Aussi le produit hétérologue n'est pas changé et on ne peut pas dire qu'il soit tout à fait sans analogue, car *il rappelle des formes dont il est une déviation*, et il s'y rapporte au même titre que toutes les déviations possibles ; les monstruosités peuvent toujours être rapportées au type dont elles sont une aberration. Aussi, pour nous, la question est-elle tout entière ainsi fixée : *rapporter les formes hétérologues aux formes normales ou aux formes analogues dont elles sont une aberration.* (*Art médical*, année 1855, t. II, p. 268.)

Le Dr Frédault ne s'est pas borné à émettre d'une manière purement spéculative cette doctrine de l'anaogie entre les cellules des tissus hétérologues et les cellules des tissus physiologiques, il s'est appliqué à rechercher cette analogie pour le tubercule, pour le cancer et pour le pus. On ne peut donc contester que le Dr Frédault n'ait devancé Virchow et ses élèves sur cette question, comme il avait été devancé lui-même par les travaux de Muller. Mais, de plus, notre ami n'a pas fait une identité de ce qui n'est qu'une analogie ; il a séparé nettement le terrain physiologique du terrain pathologique, et tout en rapportant à des types physiologiques les éléments des néoplasies, il constate que ce sont des éléments déviés et malades.

En résumé et pour ce qui se rapporte à la question d'anatomie pathologique générale, il me semble démontré que les néoplasies solides et liquides sont des transformations ; que ces transformations sont sous la dépendance du même principe d'activité que les formations physiologiques, principe d'activité dévié par la maladie ; que les néoplasies se font aux dépens des solides et des liquides coagulables de l'économie.

Nous allons exposer maintenant les opinions particulières de Virchow sur le pus, le tubercule et le cancer,
et c'est à propos de cette dernière néoplasie que nous
examinerons l'étrange opinion de Virchow sur l'exten-
sion, la reproduction et la multiplication du cancer dans
l'organisme à l'aide d'un *suc* contagieux.

III

LE TUBERCULE.

Le tubercule est un produit organisé, il est constitué
par des cellules très-petites et à noyaux très-nombreux :
il a donc quelque analogie avec le pus. Son organisation
est fort pauvre, les vaisseaux sont peu nombreux et l'é-
volution naturelle du produit morbide amène promptement leur oblitération. Aussi la période régressive commence de bonne heure pour cette néoplasie; elle débute
toujours par le centre, elle est constituée par une transformation granulo-graisseuse du tissu qui prend l'aspect caséeux, elle se termine le plus souvent par la
fonte puriforme et la destruction des tissus envahis.
D'autres fois les granules graisseux sont résorbés et le
tubercule passe à l'état crétacé. La caséification n'est
pas propre au tubercule comme on le croyait autrefois.
Le pus, et tous les produits de l'inflammation, le cancer,
les ganglions lymphatiques, peuvent arriver à l'état caséeux; tous les états caséeux se ressemblent et il est
absolument impossible de les distinguer.

Le tubercule est produit par la prolifération ou la
transformation des cellules du tissu conjonctif. Le type
physiologique de la cellule tuberculeuse est la cellule
du ganglion lymphatique. Le tubercule est essentielle-

ment une *petite tumeur*. Il n'y a qu'une espèce de tubercule : le *tubercule miliaire ;* ce qu'on a appelé le *tubercule infiltré* est un produit de l'inflammation.

Cette description est, dans ses points essentiels, la reproduction des travaux de Laënnec et des connaissances classiques sur le tubercule. Certaines propositions cependant sont nouvelles et appartiennent en propre à l'école micrographique, ce sont les suivantes : le tubercule est un tissu ; ce tissu se développe exclusivement aux dépens des cellules du tissu conjonctif ; le type physiologique de la cellule tuberculeuse est la cellule lymphatique ; la caséification n'est pas exclusivement propre au tissu tuberculeux ; le produit morbide connu sous le nom de tubercule infiltré n'est pas du tubercule, c'est un produit de l'inflammation.

Certainement le tubercule est un tissu, et c'est là une vérité fort importante, due aux recherches modernes. Mais la question litigieuse c'est celle qui assimile à un produit inflammatoire ce que Laënnec et les auteurs qui l'ont suivi appelaient *tubercules infiltrés ;* c'est pour asseoir cette opinion qui fait d'un très-grand nombre de phthisies une forme de pneumonie (pneumonie caséeuse, pneumonie épithéliale) qu'ont été avancées les autres propositions : les tubercules se développent exclusivement aux dépens des cellules du tissu conjonctif ; la caséification est une terminaison commune à plusieurs produits morbides ; voici les arguments sur lesquels s'appuie cette opinion :

L'inspection micrographique démontre qu'il existe dans les poumons des phthisiques deux lésions d'aspect différent : la *granulation tuberculeuse* et la *pneumonie caséeuse*. La première de ces lésions est constituée par des noyaux et des cellules extrêmement petites ; ces cellules contiennent habituellement un grand nombre de noyaux. Elle se développe aux dépens du tissu conjonctif.

L'autre lésion, la pneumonie caséeuse, a son siège à la fois dans les alvéoles et dans le tissu interalvéolaire. Elle est constituée par des éléments beaucoup plus volumineux que les précédents, par des cellules en voie de prolifération mais surtout par des cellules épithéliales.

Les deux lésions que nous venons de décrire : granulation tuberculeuse et pneumonie caséeuse, sont également pauvres en vaisseaux et ont une tendance à passer rapidement à la période de régression graisseuse (caséification), elles se rencontrent le plus souvent chez les mêmes malades, et l'une à côté de l'autre, dans le même poumon. Cependant, quelquefois elles semblent exister isolément.

A notre époque où les idées organiciennes obscurcissent encore la plupart des intelligences médicales, on a donné à ces différences de lésion une importance exagérée, et l'histoire de la phthisie a été follement bouleversée du point de vue du microscope. La magnifique unité constituée par Laënnec a été scindée. Les uns (Empis) appelant tubercule et phthisie tuberculeuse l'affection caractérisée par des productions caséeuses (tubercules jaunes des auteurs); les autres réservant le nom de tubercule et de phthisie tuberculeuse à la production de granulations grises dans le poumon.

La constatation des signes d'un travail inflammatoire fréquent là où l'école de Laënnec enseignait qu'il existait seulement une néoplasie a été la première cause de la confusion à laquelle nous assistons; et comme l'illustre auteur de l'auscultation avait réagi contre Broussais en niant l'inflammation dans la plupart des processus pathologiques, les descendants de Broussais, les organiciens modernes, ont réagi contre Laënnec en donnant à l'inflammation une importance exagérée dans la tuberculisation. La vérité se trouve dans cette loi d'anatomie pathologique posée par J.-P. Tessier : Les néoplasies (pus, cancer, tubercules, etc.) se développent par deux mécanismes différents, avec ou sans inflammation.

Il est donc certain que l'inflammation joue un rôle considérable, plus considérable qu'on ne le supposait avant l'intervention du microscope, dans le processus tuberculeux, mais nous ne pensons pas que ce soit une raison pour couper en deux l'histoire de la phthisie. C'est ce que l'étude de la pneumonie caséeuse va, je crois, établir d'une manière irréfragable.

Qu'est-ce donc que la pneumonie caséeuse?

L'examen à l'œil nu, l'examen macroscopique permet de constater l'évolution suivante : apparition dans la trame du tissu pulmonaire d'une substance grise, plus ou moins rosée, mais ayant toujours un certain degré de transparence (infiltration gélatiniforme, pneumonie à frai de grenouille). Cette substance occupe tantôt de petits points multiples et circonscrits, tantôt une partie plus ou moins considérable des lobes pulmonaires. Elle est très-peu vasculaire dès le début; elle se sèche promptement, perd sa transparence; on voit apparaître, dans des points multiples, des taches louches, opaques, de plus en plus jaunes, et bientôt la masse entière présente cet aspect particulier qui lui a mérité le nom de caséeux (tubercules jaunes de Laënnec); en même temps les rares vaisseaux de la néoplasie s'oblitèrent complétement. Plus tard ce produit morbide passe, suivant les cas, soit à l'état de ramollissement puriforme, soit à l'état de calcification.

L'aspect extérieur et l'évolution de cette lésion ressemblent donc complétement à l'aspect extérieur, à l'évolution de la granulation tuberculeuse type : même couleur grise, même transparence au début, même pauvreté de vaisseau; enfin terminaison par un état caséeux identique. Ajoutons que presque toujours on rencontre, soit dans le même poumon, soit au milieu de la matière caséeuse, de véritables granulations tuberculeuses.

L'examen microscopique ne permet point de constater dans le tissu qui constitue la pneumonie caséeuse les noyaux nombreux et les petites cellules à noyaux multiples de la granulation, la cellule tuberculeuse manque à ce produit morbide. En revanche, les cellules épithéliales, lésion essentiellement inflammatoire, remplissent les alvéoles pulmonaires et constituent une grande partie de la prétendue infiltration grise : donc il n'y a point là de néoplasie, mais un produit de l'inflammation.

J'avoue que cette argumentation ne me satisfait point et que la question ne me paraît pas complétement résolue.

D'abord la présence des cellules épithéliales ne prouve absolument rien contre la nature tuberculeuse de la prétendue pneumonie caséeuse. Les granulations tuberculeuses du rein et du testicule développent dans les canalicules urinifère et spermatique une inflammation tout à fait identique à celle qui existe dans les alvéoles pulmonaires des phthisiques; et dans l'un et l'autre cas, la prolifération des cellules épithéliales, suite naturelle de cette inflammation si malheureusement appelée *catarrhale* (1), par Hérard et Cornil, entre pour une grande part dans la constitution de la masse tuberculeuse caséifiée.

(1) Ces auteurs appellent la pneumonie caséeuse *pneumonie catarrhale tuberculeuse*, parce que le siége principal de la lésion est dans les cellules épithéliales des alvéoles. Mais cette expression de pneumonie catarrhale rappelle l'idée d'une maladie, la bronchite grave, qui n'a aucun rapport avec la tuberculisation. Pneumonie établissait déjà une confusion ; catarrhale double pour ainsi dire cette confusion.

L'absence de la cellule tuberculeuse dans l'infiltration grise aurait une grande valeur s'il existait une cellule tuberculeuse, mais il n'existe pas plus de cellule tuberculeuse que de cellule cancéreuse; les petits éléments qui constituent la granulation tuberculeuse type se rencontrent identiques dans les gommes syphilitiques et dans les tumeurs morveuses, ils n'ont donc rien de spécifique, ce sont des éléments communs à plusieurs lésions, leur absence dans l'infiltration grise n'est donc pas une raison suffisante pour nier la nature tuberculeuse de cette lésion.

Mais il ne faut pas croire que la prétendue pneumonie caséeuse ne contienne que des éléments épithéliaux, des leucocythes, des granules graisseux et des débris de fibrine. Ce tissu gris, demi-transparent, contient une grande quantité de cellules à noyaux multiples, plus grandes il est vrai que les cytoblastions de la granulation tuberculeuse, mais qui ne sont ni des leucocythes, ni des cellules épithéliales. Ces éléments, dont parlent à peine Hérard et Cornil, sont des cellules en voie de prolifération, des cellules jeunes, des cellules qui n'ont pas encore de caractère.

Il est nécessaire de rappeler ici que Virchow a démontré qu'au début de toutes les néoplasies les cellules nouvellement formées se ressemblaient toutes, et qu'il était impossible de distinguer par l'examen microscopique si le produit nouveau deviendrait cancer, tubercule, tissu fibreux ou toute autre néoplasie; qu'en un mot il y avait un moment du processus où les éléments étaient *indifférents*.

Eh bien, les grandes cellules de l'infiltration grise, ces éléments en voie de prolifération et encore sans caractère, que deviennent-ils plus tard? Ces éléments entrent prématurément dans la période régressive; ils se caséifient avant d'avoir présenté aucun caractère spécifique ; il meurent avant de s'être développés complétement, et c'est pour cela que l'infiltration grise ne présente pas les petites cellules, les cytoblastions des granulations tuberculeuses.

J'ajouterai que la granulation grise tuberculeuse présente à sa circonférence des cellules très-analogues à celles que l'on rencontre dans l'infiltration grise, de grandes cellules en voie de prolifération ; que souvent ces grandes cellules se caséifient avant d'être arrivées à leur état complet de développement et sans passer par l'état de cellules tuberculeuses types. Cette analogie d'évolution d'une part, toutes les raisons que nous avons énumérées précédemment, d'autre part, nous permettent de conclure que la pneumonie caséeuse et la granulation tuberculeuse sont deux lésions de même nature, que le mode d'évolution est seul différent.

La pneumonie caséeuse est donc un tissu tuberculeux arrivé prématurément à sa période régressive ; mais en est-il ainsi de l'affection à laquelle on a donné le nom de *pneumonie lobaire caséeuse* ?

Cette affection débute comme une pneumonie franche : elle s'accompagne, au début, de tous les signes de l'hépatisation ; elle siége le plus souvent dans les lobes inférieurs et se termine plus ou moins rapidement par la mort avec des symptômes de cachexie tuberculeuse. La lésion consiste dans la transformation complète d'un ou de plusieurs lobes du poumon en une substance analogue à du mastic de vitrier. Habituellement on ne trouve pas de granulations tuberculeuses dans les poumons, comme lésion concomitante.

Les signes stéthoscopiques et l'ensemble des symptômes ne permettent pas de douter qu'à son début

cette affection soit caractérisée par une véritable hépatisation fibrineuse du tissu pulmonaire. Le râle crépitant
véritable, le souffle, les crachats visqueux, sont des
signes assurés de cette lésion, et dans les trois cas qu'il
m'a été donné d'observer, je n'ai pas hésité sur le diagnostic. La suite des symptômes démontre que cette
pneumonie se change en phthisie en même temps que
les poumons se caséifient complétement. A cet état, ils
ne laissent plus passer l'air et donnent à l'auscultation
soit une absence de bruit respiratoire, soit du souffle
produit par le retentissement des bruits qui se passent
dans les grosses bronches. Plus tard encore, quand la
cachexie apparaît, les râles humides et le gargouille-
ment annoncent le ramollissement de la masse caséifiée. A l'autopsie enfin, à la place de l'hépatisation rouge
qu'avait annoncée l'auscultation, on trouve la caséification d'un ou plusieurs lobes.

Ces faits me semblent suffisamment clairs pour qui
n'est pas rivé à un système; et ils sont la démonstration
de la transformation du tissu pulmonaire et de son
exsudat en tissu tuberculeux.

Pour terminer, nous citerons un long passage du
livre de M. Villemin. Le lecteur trouvera dans ce passage la preuve de ce que nous avons avancé sur les
caractères histologiques de la pneumonie caséeuse.

M. Villemin fait remarquer, en premier lieu, que dans
les tubercules des séreuses, des muqueuses, des ganglions lymphatiques, quand on examine le processus à
sa période initiale, « la zone proliférante se compose
de cellules absolument identiques par la forme, les
dimensions ou tout autre caractère aux cellules de la
pneumonie caséeuse. Ces cellules sont globuleuses ou
allongées, à un ou plusieurs noyaux, et ce n'est que par
leur compression, les unes contre les autres, qu'elles

prennent quelquefois des faces planes qui leur donnent
un aspect épithélial ; elles ne sont, du reste, jamais
soudées entre elles..... On a donc affaire à des éléments
conjonctifs, en voie de prolifération. » (P. 145-6.)

Dans le passage suivant, M. Villemin combat l'opinion
qui fait de l'infiltration grise un produit de l'inflammation. J'ai souligné quelques passages, sur lesquels je
désire attirer l'attention du lecteur.

« Dans un tissu conjonctif, la tuméfaction et la prolifération cellulaire tuberculeuse ne diffèrent pas de la
tuméfaction et de la prolifération inflammatoire, ce n'est
que par le stade final qu'on peut juger de la nature
du processus ; l'inflammation aboutit à la formation du
pus ou d'un tissu hypertrophique. . . . .
Mais ce qu'on appelle la pneumonie caséeuse n'est constitué ni par du pus, ni par du tissu fibreux : *c'est un
produit formé de cellules au stade de prolifération qui aboutit
à la métamorphose graisseuse*. Or la nécrobiose ne survient
pas dans l'inflammation à cette période de son évolution, tandis qu'au contraire elle constitue un des caractères du tubercule ; on peut s'en assurer dans les tissus
simples où toute confusion est impossible. Du reste, on
ne manque pas de rencontrer, dans ces prétendues
pneumonies, des nids d'éléments lymphatiques (cellules de granulations grises) d'une dégénérescence plus
avancée que le reste, et qui marque le centre des foyers
arrivés à leur complète évolution ; seulement ces éléments sont ordinairement de la grosse espèce, comme
on en trouve dans les tubercules des os, ou des tissus
conjonctifs lâches. Quant aux autres parties du processus,
elles *représentent la néoplasie au stade de prolifération et cor-
respond à ce que nous avons décrit comme zone moyenne et
externe de la granulation type*. Si l'on avait affaire à un
produit inflammatoire, de nature épithéliale surtout, on

n'aurait pas, comme cela a lieu, *une suppression de la circulation dans les parties malades,* et le poumon, au lieu de prendre dès le début l'aspect anémique et la consistance sèche propre aux tubercules, serait remarquable, au contraire, par la turgescence et l'engouement sanguin qui caractérise les processus inflammatoires. » (P. 146-7.)

Nous sommes loin de la pneumonie catarrhale de MM. Hérard et Cornil, et nous avons une preuve de plus des erreurs que peut enfanter l'histologie quand elle n'est pas éclairée par les lumières supérieures de la pathologie générale.

Une des causes persistantes de l'erreur que nous venons de combattre est cette funeste manie de créer sans cesse des mots nouveaux, et le choix malheureux de l'expression *caséification,* substitué au mot de dégénérescence graisseuse. La première expression est devenue, dans l'esprit de la plupart des médecins, synonyme d'affection tuberculeuse, de sorte qu'il a engendré et qu'il engendre encore une confusion regrettable entre cette néoplasie et les produits de l'inflammation quand ces deux lésions sont arrivées à un stade final commun, la régression graisseuse. Cette confusion s'augmente encore quand ces deux lésions siégent dans le même organe. Aussi sommes-nous obligé d'ajouter ici qu'il ne faut pas conclure de notre plaidoyer en faveur de l'*infiltration tuberculeuse* que nous rejetions l'existence de lésions inflammatoires du poumon arrivé à la période de régression graisseuse. Ces lésions sont incontestables dans certains cas d'asthme et de catarrhes chroniques.

IV

DU PUS.

Le pus est une néoplasie constituée par des éléments organisés, la cellule purulente et un liquide intercellulaire, le sérum du pus. Il se produit aux dépens des cellules du tissu conjonctif dans les parenchymes, et aux dépens des cellules épithéliales sur les surfaces. La doctrine des exsudats est fausse pour le pus comme pour les autres néoplasies ; jamais ce produit morbide ne résulte de la transformation d'un exsudat. Le pus est une transformation et non pas une sécrétion. Les cellules du pus, comme celles de toutes les néoplasies, ne se forment pas directement de la cellule conjonctive ou épithéliale. Le premier effet de la prolifération pathologique est la formation de *cellules jeunes*, sans caractère, *indifférentes*, et qui, par leur développement, prennent le caractère de la cellule du pus (p. 400).

La suppuration n'est pas, à proprement parler, une destruction ; c'est une formation d'éléments nouveaux. Seulement ces éléments, contenus dans une substance intercellulaire liquide, ne peuvent pas jouer le rôle de tissu solide. La suppuration a donc pour dernier résultat le ramollissement et la liquéfaction des parties, et c'est ainsi, ajoute Virchow, que « la croissance et la destruction, ces deux processus si opposés l'un à l'autre en apparence, ont cependant dans le fond une certaine analogie » (p. 404). La suppuration s'accompagne de la formation des *granulations*. Les *granulations* sont constituées par un tissu en voie de transformation purulente ; elles présentent, dans la partie qui s'éloigne le plus de

l'abcès, des cellules arrondies ne possédant qu'un
noyau. Ces noyaux se multiplient à mesure qu'on se
rapproche de la surface suppurante, et là les cellules ne
peuvent plus être distinguées de l'élément purulent.
L'*ulcération* se produit par la prolifération continue des
granulations, par la transformation en pus et la destruction des éléments nouveaux. La membrane pyogé-
nique est due à l'organisation des cellules conjonctives
autour du foyer de suppuration. Cette membrane n'engendre donc pas le pus, mais est produite par le même
travail que lui.

Les globules du pus ne peuvent être distingués des
globules blancs du sang, des leucocythes. Ces deux éléments se ressemblent complétement. Cependant le pus
n'est pas formé par les leucocytes, sortis mécaniquement des vaisseaux. La cellule purulente est due à
une élaboration, à une génération nouvelle. Sur les
membranes muqueuses, en particulier, on peut voir la
prolifération engendrer successivement des cellules
jeunes n'ayant encore aucun caractère et se transformant peu à peu soit en cellules épithéliales, soit en
mucus, soit en pus. On retrouve habituellement les trois
processus simultanés sur les muqueuses enflammées. Si
donc la cellule purulente est due à la transformation
d'une cellule jeune, d'abord *indifférente*, elle n'est pas
constituée par un leucocyte sorti des vaisseaux. Il y a
des liquides *puriformes* qui ne contiennent pas de cellules de pus et sont soit des cellules épithéliales, soit du
mucus, soit de la fibrine désagrégée (1).

Le pus n'est jamais résorbé en nature; quand il n'est
pas évacué au dehors il peut se présenter deux cas :
ou bien les parties liquides du pus sont seules résor-

_____

(1) Voir au chapitre des néoplasies ce que nous avons dit à propos du
caillot intra-veineux.

bées, les parties solides se dessèchent, subissent plus ou moins la dégénérescence graisseuse, et passent à l'*état caséeux*. Cet état peut persister indéfiniment ou *subir, au contraire, un nouveau ramollissement* qui nécessite l'ulcération des parties et l'évacuation du produit morbide. Mais quelquefois la résorption du pus est complète; elle s'opère par le mécanisme suivant : les parties liquides du pus ne sont pas résorbées ; les cellules subissent rapidement la régression graisseuse, le produit s'émulsionne, devient analogue à du lait et est résorbé directement.

Tel est le résumé de la théorie de Virchow sur la formation du pus.

Le physiologiste de Berlin combat victorieusement la théorie déjà vieille de la sécrétion du pus et celle plus moderne de sa formation mécanique par la transsudation des leucocytes. Il appuie sa démonstration sur l'évolution du processus ; la formation des *cellules indifférentes*, auxquelles succèdent graduellement des éléments complets. Cet argument est sans réplique et ne permet pas de soutenir l'opinion qui fait de la suppuration une simple transsudation de leucocytes.

La justice nous oblige de rapporter encore ici un passage du remarquable travail publié par le Dᵣ Frédault dans *l'Art médical* de 1856. On verra que Virchow se borne à reproduire, en un style obscur, des idées exposées beaucoup plus clairement par l'élève de J.-P. Tessier.

« Ainsi, les globules du pus ne ressemblent pas seulement aux globules muqueux et aux jeunes cellules épithéliales, mais bien à toutes les *cellules élémentaires :* de sorte que le globule du pus n'est pas une forme extraordinaire étrangère à l'économie, mais au contraire *une forme qui a son type dans l'état normal.* Il faut remarquer

aussi que les globules de pus n'ont pas une forme cel-
luleuse organisante, car le pus ne produit aucun tissu ;
la forme de ses globules est une forme *élémentaire, et qui,
en cette qualité, ne signifie aucune organisation précise ;* c'est
le signe d'un travail organisateur en général, mais d'un
travail non spécifié. Et, ainsi, lorsqu'une partie quelconque, le sang, un liquide organisable, un solide
même, se *convertit* en pus, il ne fait que se transformer
en un *élément commun* d'organisation. » (*Art médical*,
t. III, p. 261.)

Virchow a donc répété M. Frédault quand il a rap-
proché la cellule purulente de la cellule muqueuse et de
la jeune cellule épithéliale ; et au lieu d'appeler cet
élément nouveau une *forme élémentaire*, un *élément commun*, il l'a appelé une *cellule jeune*, une *forme indifférente*.
L'expression varie, mais l'idée est absolument la même ;
il s'agit toujours d'un élément sans caractère propre, et
pouvant servir à toutes les néoplasies possibles.

Dans ce même passage du D' Frédault, nous retrouvons encore l'idée de l'analogie entre les éléments des
néoplasies et les éléments physiologiques. La cellule du
pus a *son type dans l'état normal*. Voici un passage plus
explicite encore :

« Et, chose vraiment digne de frapper l'esprit, ce
type normal, commun de toute organisation, se retrouve
dans le sang. *Le sang contient un globule blanc tout à fait
semblable au globule du pus.* » (P. 262.) Et un peu plus
loin : « Je ne tiens avant tout, ici, qu'à signaler l'*analogie
du pus avec les globules blancs du sang*, ce type de la forme
commune des cellules élémentaires. Cette analogie fait
reconnaître que le *globule du pus a son type dans une forme
normale.* » (P. 269.)

Et quant à la nature du processus, M. Frédault dit
catégoriquement :

« Que le globule du pus se forme d'une manière ou d'une autre, toujours est-il *qu'il se forme comme une cellule, qu'il est une véritable formation*, et qu'il a son type dans le sang » (p. 267).

Une connaissance plus approfondie des liquides puriformes ; l'impossibilité reconnue de la résorption du pus en nature ; la description des divers modes régressifs des collections purulentes non évacuées constituent un véritable progrès dans l'histoire du pus. Cependant, nous devons faire observer que le pus, arrivé à l'état caséeux, n'est plus susceptible de subir un nouveau ramollissement. C'est pour ce produit un état indéfiniment stationnaire et qui peut tout au plus tourner à la calcification. C'est la confusion du tubercule et du pus caséifié qui a fait croire à la possibilité du ramollissement du pus arrivé à la période de régression graisseuse.

Virchow n'admet pas plus pour le pus que pour les autres néoplasies la transformation des exsudats et des liquides coagulables du corps. Nous avons déjà traité cette question à propos des néoplasies en général, et nous avons démontré que les caillots intraveineux subissaient réellement la transformation purulente. Il nous resterait, pour compléter notre démonstration, à rapporter ici l'évolution des suppurations à la surface des plaies et dans les cavités formées par le soulèvement de l'épiderme. Virchow sait aussi bien que nous que lorsqu'on essuie parfaitement une plaie, ce n'est pas du pus qui se forme immédiatement, mais un liquide transparent ; que dans la pustule et la vésication, c'est un liquide fibrineux qui apparaît pendant les premières heures et qui se transforme graduellement en pus. Mais ces phénomènes gênent la *théorie cellulaire*, et Virchow se tire de cette difficulté en s'enveloppant dans les nuages d'une obscurité d'autant plus profonde que la difficulté est plus grande. Qu'on en juge par le passage suivant :

« On a pensé qu'il se formait d'abord une exsudation, au milieu de laquelle le pus se produisait, et les recherches faites sur le développement du pus ont surtout porté sur de semblables liquides. Il était bien naturel, tant qu'on n'admettait pas la continuité de la formation cellulaire, qu'on considérât les jeunes cellules comme des formations libres, et qu'on pensât à la formation des germes au milieu du liquide épanché, germes qui, devenant peu à peu plus nombreux, produiraient les corpuscules du pus. Mais les choses se passent autrement. Quand la suppuration dure longtemps, un nombre de cellules, de plus en plus considérable, subit la prolifération, la pustule s'élève parce que le nombre des cellules qui viennent s'y rendre est augmenté. Quand une pustule de variole se forme, elle contient d'abord une gouttelette de liquide; mais ce liquide ne produit rien et diminue seulement la cohérence des parties voisines. » (P. 398.)

Qu'est-ce que signifient ces jeunes cellules, regardées comme des formations libres; qui sont considérées comme des germes, lesquels germes deviennent des cellules de pus ? Et cette vérité trop véritable que la pustule s'élève parce que le nombre des cellules devient plus considérable? Puis cette gouttelette de liquide qui remplit la pustule a son début, mais ne produit rien? Il ne s'agit ni de germes, ni de vérité de M. de La Palisse, mais il s'agit de la succession de phénomènes incontestables, l'épanchement d'un liquide fibrineux qui, graduellement, est remplacé par un liquide purulent. Eh bien, de deux choses l'une: ou le liquide fibrineux est repris par l'absorption pour être remplacé par du pus, ce qui est une supposition purement gratuite; ou bien

il est transformé en pus; et comme c'est là l'expression
d'un fait parfaitement observé, nous pouvons conclure
que le pus, comme toutes les néoplasies, est produit par
la transformation des solides et des liquides coagulables
du corps vivant.

V

DU CANCER.

Comme toutes les néoplasies, le cancer commence
par des cellules indifférentes (p. 404). Ces cellules se
développent rapidement; de volume variable, elles sont
en général plus grandes que celles des autres néoplasies. Elles affectent des formes diverses, mais la plupart
revêtent la forme *épithéliale;* il n'y a donc pas de *cellule
cancéreuse* spéciale (p. 428). Le tissu cancéreux subit
une régression centrale comme les autres néoplasies
(p. 407), mais cette régression est tardive. Le cancer ne
se compose pas seulement de cellules cancéreuses, il possède en outre des vaisseaux et un stroma de tissu conjonctif; c'est une néoplasie en forme d'organe (p. 430).
La tumeur cancéreuse s'accroît par sa circonférence, et
elle est toujours entourée d'une zone de tissu en *voie de
transformation.* Cette zone, qui a de 3 à 5 lignes de
largeur, n'est pas reconnaissable à l'œil nu (p. 407). Le
diagnostic du cancer, par le caractère de ses cellules,
est complétement impossible, et la *jeune école* s'est fait
illusion en croyant pouvoir distinguer par le microscope
le cancroïde du cancer (p. 427-428).

Le cancer se propage et se multiplie au moyen d'un
suc contagieux qui s'infiltre par les ouvertures du tissu
conjonctif, par les vaisseaux lymphatiques et peut-être
par les vaisseaux sanguins (p. 408-409).

De cet exposé, nous examinerons seulement trois pro-

positions : les deux premières, parce qu'elles sont la confirmation des vérités que nous soutenons depuis plus
de vingt-cinq ans ; la troisième, parce qu'elle constitue
une erreur qui ressort directement de la théorie humoriste de l'*infection*, théorie que nous avons constamment combattue.

§ 1er. Les éléments du cancer n'ont rien de spécifique;
ils ne peuvent suffire au diagnostic; il n'y a point de
cellules cancéreuses.

Virchow expose cette opinion dans plusieurs passages que nous allons rapporter.

« C'est en vain que l'on s'efforce de séparer la cancroïde du cancer proprement dit par la structure épithéliale de ses éléments. Le cancer possède également
des éléments à aspect épithélial. » (P. 427.)

. . . . , ...

« La simple forme des éléments qui composent la tumeur n'a aucune valeur. Il est faux, comme on l'a dit,
que le cancer soit malin, parce qu'il a des éléments
hétérologues (spécifiques), et le cancroïde bénin, parce
qu'il a des éléments homologues (hyperplastiques). A vrai
dire, aucune de ces tumeurs ne possède d'éléments hétérologues et aucune n'est bénigne. » (P. 428.)

« Le reproche le plus grave et le mieux fondé qu'on
ait fait à la jeune école micrographique, c'est d'avoir
affirmé que les néoplasies reproduisant des tissus normaux et préexistants avaient toujours une marche bénigne. » (P. 60.)

La pensée de Virchow est maintenant clairement
exprimée. L'examen micrographique ne suffit point au
diagnostic du cancer. Le cancroïde est une tumeur ma-
ligne, quoiqu'il soit composé d'éléments homologues ;
la cellule cancéreuse n'a rien de spécifique. Nous avions

donc raison d'écrire, en 1845, dans notre thèse inaugurale :

« Mais la conclusion qui arrive à placer sérieusement
le *noli me tangere* (cancroïde) à côté des verrues et des
cors aux pieds n'est pas une opinion soutenable. En
effet, le *noli me tangere* est caractérisé par une petite tumeur qui s'ulcère indéfiniment, qui peut se reproduire
après les opérations les plus attentives, qui détermine
quelquefois l'engorgement des ganglions lymphatiques
et la transformation de ces ganglions en tissu encépha-
loïde, et enfin qui se termine par la cachexie cancéreuse et la mort ; par conséquent, le *noli me tangere* est
un cancer, quels que soient d'ailleurs les caractères
microscopiques que présente son tissu. » (P. 48.)

Dix ans plus tard, M. le Dr Frédault publiait dans
l'Art médical un travail sur la *cellule cancéreuse*, et fort de
ses connaissances spéciales en micrographie, il démon-
trait l'inanité de l'opinion qui veut diagnostiquer le
cancer par ses éléments microscopiques.

« Ainsi, la doctrine nouvelle qui veut distinguer le
cancer par le globule (la cellule cancéreuse), et les maladies selon les tissus morbides différents est une doctrine médicale fausse. Il en résulte qu'elle ne veut pas
admettre, comme étant de nature cancéreuse, des tumeurs où elle ne rencontre pas le globule. et que, cependant, l'observation médico-chirurgicale soutient être
de nature cancéreuse. » (*Art médical*, t. I, p. 30.)

Virchow est donc venu confirmer, sur ce point important du diagnostic des affections cancéreuses, les enseignements de l'école de J.-P. Tessier, et désormais
l'épithélioma, le fibrôme, l'enchondrome et tous ces tissus que la *jeune école* avait, au nom du microscope, ar-
bitrairement séparés des tissus cancéreux, retrouvent
leur signification à la place que nous leur avions assi-

gnée dans notre thèse, c'est-à-dire qu'ils constituent des lésions diverses dans la grande unité morbide : le cancer.

§ 2. Le cancer se produit et s'accroît par la *transformation* des tissus. La théorie cellulaire tout entière repose sur cette idée que les néoplasies ne sont que des *transformations de tissu*, et Virchow se sert très-souvent de cette expression. Or, à l'époque où nous écrivions notre thèse (1845), l'école régnante contestait cette transformation des tissus en cancer ; elle préférait admettre les hypothèses les plus aventureuses plutôt que de renoncer à la théorie humoriste des sécrétions morbides, et nous dûmes à ce moment démontrer par des observations particulières la transformation du tissu musculaire et du tissu nerveux en tissu cancéreux (thèse inaugurale, p. 32). Nous ajouterons que J.-P. Tessier et ses élèves ont constamment défini les néoplasies des produits morbides développés aux dépens des *solides* et des liquides coagulables du corps vivant ; que, par conséquent, ils ont enseigné bien avant Virchow que les néoplasies se produisaient et s'accroissaient par la *transformation des tissus*. Le physiologiste de Berlin n'a donc fait ici que prêter son autorité à une vérité pour laquelle nous avons eu à soutenir non-seulement les contradictions, mais encore les persécutions des humoristes officiels.

Dans notre troisième article, nous avons démontré que Virchow avait tort de nier la transformation des exsudats et des liquides coagulables du corps vivant en néoplasie ; nous ne reviendrons point sur cette question à propos du cancer.

§ 3. Le cancer se propage et se multiplie au moyen d'un *suc contagieux.*

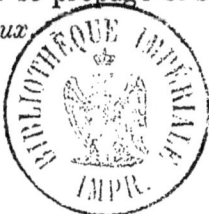

Jousset. 5

Virchow a repris cette opinion dans sa *Pathologie des tumeurs* et l'applique aussi au tubercule (p. 48). Voici les passages de la pathologie cellulaire où cette idée est exposée :

« Cette observation a, d'après moi, une importance fort grande; elle nous montre que toutes ces formations ont une *tendance à la contagion*..... *Mais il est de toute évidence qu'une substance contagieuse* se forme dans le foyer (cancéreux) lui-même..... C'est ce qui m'a amené à conclure (et la chose ne saurait guère s'expliquer autrement) que l'infection est transportée immédiatement par les *sucs malades* du foyer d'altération aux éléments voisins qui sont liés avec lui par des anastomoses sans l'intermédiaire des vaisseaux et des nerfs. » (P. 408.)

Dans sa *Pathologie des tumeurs*, Virchow dit plus clairement et en moins de mots : « J'ai pour la première fois démontré cette doctrine, selon moi d'une haute importance, dans l'histoire de l'enchondrome, où j'ai démontré en même temps que l'imbibition des *sucs infectants se fait par les anastomoses du tissu connectif*, et que ceux-ci sont le point de départ de nouveaux foyers de tumeurs. » (P. 48, en note.)

Ainsi l'augmentation de la tumeur cancéreuse est due à l'absorption et à la circulation dans les anastomoses du tissu connectif (1) d'un *suc contagieux*.

Virchow est très-notablement embarrassé pour expliquer la multiplication du cancer dans l'organisme. Ce qu'il veut, avant tout, c'est supprimer l'humorisme et se passer de l'altération du sang. Il accepte tour à tour, et suivant les besoins de la cause : la théorie *des métastases mécaniques;* la cellule est entraînée par les lymphatiques et les veines; — la théorie d'une *action catalytique* ana-

(1) Les anastomoses et les canalicules du tissu connectif, sur lesquels reposent tout le système de Virchow sont eux-mêmes contestés !

logue à celle du sperme sur l'ovule ; — puis, pour les cas qui ne peuvent être expliqués par ces hypothèses, la théorie de l'*infection* produite par le *suc cancéreux*.

Il est nécessaire que le lecteur fasse comme nous ; qu'il s'arme de patience et d'attention pour lire et suivre les divagations, les contradictions et les obscurités que Virchow a accumulées sur ce point. Nous allons, suivant notre habitude, le laisser parler, en prenant la liberté de souligner certains passages, de placer quelques parenthèses, afin de le rendre intelligible.

La principale préoccupation de Virchow est de se débarrasser de l'idée de dyscrasie, de l'idée d'une maladie :

« Les formes (les maladies) dans lesquelles on regrette surtout l'insuffisance des moyens thérapeutiques, celles dans lesquelles *on croit avoir affaire à une dyscrasie chronique, profonde, incurable*, sont justement celles qui peuvent le moins s'expliquer par une modification primitive du sang ; et, dans ce cas, la cause de la dyscrasie est une modification profonde de certaines parties ou de certains organes. *Je ne puis rien conclure des recherches faites sur ce point*, mais ce que je puis affirmer, c'est l'inutilité des recherches micrographiques et des analyses chimiques pour démontrer l'altération du sang dans ces affections, tandis qu'il a toujours été possible de reconnaître des altérations d'organes et de parties d'organes, et *chaque jour on se trouve de plus en plus porté à supposer que la dyscrasie est secondaire et dépendante de certains organes altérés.*

« C'est surtout à l'occasion de la propagation des tumeurs malignes qu'il nous faudra discuter cette question ; *on pense en général que la malignité dépend du sang et non de l'affection locale ;* et pourtant c'est surtout dans la marche des tumeurs malignes *qu'il est aisé* de démontrer le mode de propagation soit dans les tissus les plus rapprochés du lieu affecté, soit dans les organes éloignés. » (P. 190.)

Virchow est toujours préoccupé de remplacer un humorisme étroit par un solidisme plus inintelligent encore, et jamais il ne s'élève à l'idée de maladie. Il ne soupçonne pas que le cancer soit un état contre nature de l'organisme vivant tout entier, et qu'il soit puérile de rechercher si c'est le sang qui rend les solides malades, ou si c'est les solides qui altèrent le sang. *Tout est cancéreux chez un cancéreux*, les solides et les liquides ; et comment Virchow s'arrête-t-il à cette objection que le microscope et l'analyse chimique ne démontrent rien dans le sang des cancéreux, lui qui enseigne que le microscope ne peut pas reconnaître si les premiers élé-ments d'une néoplasie sont destinés à former un cancer ou une tumeur bénigne. A propos de l'inflammation, nous avons montré Virchow retombant dans l'humorisme qu'il avait stigmatisé pendant tout un chapitre ; l'histoire du cancer nous offre le même spectacle d'un chef d'école enseignant le oui et le non sur la même question. Ainsi, dans sa *Pathologie des tumeurs*, Virchow dit textuellement :

« Pour ma part, je n'ai pas la moindre hésitation, dans l'état actuel de nos connaissances, à céder à la nécessité et à chercher dans le sang, par conséquent dans un principe dyscrasique, la cause du développement de certaines tumeurs. Je ne connais pas du moins d'autre explication à un certain nombre de maladies, par exemple les tumeurs syphilitiques et beaucoup de cancers. » (T. I, p. 38.)

Mais Virchow va nous enseigner le mode de propagation des tumeurs malignes. Il a bien la naïveté audacieuse de dire que cela *est aisé ;* nous allons bien le voir. Voici ses trois explications :

Première explication : métastase mécanique. — Voici le texte où est exposée cette théorie.

« Ce mode de propagation répond parfaitement d'ordinaire à celui que nous avons déjà étudié : les vaisseaux lymphatiques sont les conducteurs de l'altération et les ganglions lymphatiques sont envahis par elle ; seulement, après ces lésions, on voit des actes morbides analogues se reproduire plus loin. Tantôt l'altération attaque les parois veineuses qui deviennent réellement cancéreuses, et au bout d'un certain temps, le cancer pénètre dans le vaisseau et se propage dans son intérieur ; tantôt il se forme un thrombus dans le point attaqué ; le thrombus entoure plus ou moins le bouchon cancéreux et il est envahi par la masse cancéreuse. La maladie peut donc se propager dans deux directions (1) ; *mais c'est seulement dans une direction et lorsque la veine est rompue qu'elle peut se propager par des particules solides :* à vrai dire, *une résorption des cellules cancéreuses par les vaisseaux lymphatiques ne serait pas chose impossible ;* mais il est impossible dans ce cas que la maladie dépasse les ganglions lymphatiques avant qu'il soit devenu entièrement cancéreux ; les masses cancéreuses prennent dès lors leur point de départ des ganglions et s'étendent dans les vaisseaux qui en émergent. — *Il est impossible qu'un vaisseau lymphatique transporte jusque dans le sang les cellules cancéreuses* comme il le fait pour le suc cancéreux ; *ceci n'est admissible que pour les veines,* et encore ici *est-il probable* que la propagation de la maladie ne se fait pas fréquemment, car les métastases du cancer ne répondent pas en général aux métastases que nous avons étudiées à propos de l'embolie. » (P. 191.)

Est-ce assez obscur ? Nous croyons nécessaire d'expli-

(1) Comprends si tu peux et choisis si tu l'oses !

quer la pensée de Virchow pour les lecteurs qui ne sont pas familiarisés avec ce style.

Les cellules cancéreuses peuvent être absorbées par les lymphatiques et par les veines; mais celles qui sont absorbées par les lymphatiques trouvent dans les ganglions une barrière infranchissable. Ce sont donc seulement les cellules absorbées par les veines qui pourraient aller former des métastases dans les organes éloignés. Mais la distribution des métastases ne répondant pas à la distribution veineuse, et le cancer du sein, par exemple, allant déterminer des métastases dans le foie et dans les os sans en faire naître dans les poumons, il faut renoncer à cette théorie. Donc la première explication de Virchow n'explique rien. Voyons la seconde.

Deuxième explication: infection. — Voici cette théorie solido-humoriste.

« La forme ordinaire de la propagation métastatique du cancer indique une tendance à se porter vers les organes sécréteurs. Le cancer attaque bien plus rarement le poumon que le foie, non-seulement lorsque le cancer a débuté par l'estomac ou l'utérus, mais encore lorsqu'il a d'abord attaqué la mamelle; pourtant *c'est le contraire qui devrait arriver, si cette terrible maladie se propageait par le transport des particules cancéreuses,* développant la maladie dans les points où elles s'arrêtent. Le mode de propagation métastatique nous fait *supposer* plutôt qu'elle a lieu par *le transport de certains fluides ayant la propriété d'inoculer la maladie,* et de disposer certaines parties à la reproduction de la masse cancéreuse primitive. Supposez une marche semblable à celle que nous observons en grand dans la variole. Le pus variolique peut transmettre la maladie par inoculation ; mais la contagion est volatile, et les personnes qui ont respiré un certain air peuvent aussi avoir des pustules virulentes à la peau. — *Les choses semblent se passer ainsi dans les dyscrasies (les métastases)* survenant à la suite d'affections hétéropathiques (de cancer); les nouvelles éruptions de la maladie se font, non pas dans la direction des vaisseaux sanguins et lymphatiques, non pas dans les points qui semblent être exposés d'abord à l'altération, mais dans les organes éloignés. » (P. 192.)

Voilà une réfutation péremptoire de la première explication de Virchow, de la théorie des métastases mécaniques. La distribution des nouveaux foyers cancéreux démontre jusqu'à l'évidence qu'il ne sont point produits par le transport mécanique de cellules enlevées au foyer primitif. La nouvelle explication de Virchow qui trouve dans l'absorption d'*un fluide* comparable au *contagium volatil de la variole* la raison de la multiplication des cancers dans l'organisme est-elle plus acceptable?

Virchow aurait dû commencer par démontrer les propriétés contagieuses du suc cancéreux. Cela était d'autant plus nécessaire que toutes les expérimentations faites jusqu'à ce jour ont été négatives. Mais le physiologiste prussien nous a déjà habitué à ce sans-façon qui consiste à remplacer les expérimentations par des suppositions. Il faudrait nous expliquer ensuite comment un *suc contagieux* peut traverser le poumon sans inoculer le cancer et aller produire son effet dans un os éloigné par exemple.

Nous repoussons donc les hypothèses de Virchow parce qu'elles sont non-seulement indémontrées mais encore contradictoires avec la succession des phénomènes qui constituent le processus morbide.

Comment ce micrographe n'a-t-il pas compris que la cause qui suffisait à engendrer le premier cancer suffi-

sait à sa multiplication. Mais Virchow n'a pas l'idée
de maladie; il se préoccupe de deux hypothèses ri-
vales: l'humorisme et le solidisme, et il ne voit rien au
delà.

Du reste, il est inutile de s'arrêter plus longtemps à
cette théorie de l'*infection*; si chère qu'elle semble au
cœur de Virchow à la page 192, il la réfute lui-même
à la page 409.

« On n'a pu découvrir, jusqu'à présent, si l'infection
peut se propager aux organes lointains au moyen des
sucs altérés comme cela se fait pour les parties voisines;
on *ignore* si le sang peut se charger de liquides nuisibles en traversant le foyer et les transporter dans un
point éloigné. »

Comment, vous avouez maintenant qu'on n'a pu découvrir si la multiplication des cancers avait lieu par
infection; que vous *ignorez* si le sang peut se charger
d'un liquide infectieux, et tout à l'heure vous trouviez
fort aisé d'expliquer la multiplication des tumeurs malignes par le transport d'un *suc contagieux*! Mais Virchow va se rejeter encore une fois dans les métastases
mécaniques pour les désavouer de nouveau.

« Je dois avouer que je ne possède pas de faits assez
probants pour résoudre cette question (de la propagation par des sucs contagieux), et que *je ne puis pas rejeter l'idée de généralisation du mal par des cellules provenant des tumeurs et transportées au loin par le sang.* »
(P. 409.)

Voilà donc la théorie des métastases mécaniques qui
reparaît, mais cela ne dure guère et Virchow ajoute
tout aussitôt:

« Cependant il y a des faits nombreux qui semblent
s'élever contre l'infection au moyen de cellules détachées:
ainsi cette circonstance que certaines altérations se pro-

pagent *en remontant le cours de la lymphe;* que le foie
peut devenir malade, après un cancer mammaire, sans
que le poumon soit altéré, etc. Il semble probable, dans
ce cas, que les sucs altérés causent la généralisation du
mal.» (P. 409.)

Ainsi, dans la même page, Virchow prend, quitte et
reprend les hypothèses des métastases mécaniques et de
l'infection, et en définitive les réfute toutes les deux, en
sorte qu'il ne nous reste plus d'espoir de trouver l'explication de la multiplication des cancers ailleurs que dans
l'*action catalytique.*

Troisième explication: action catalytique. — Nous trouvons cette explication à la page 193:

« Il n'en suit pas que des éléments celluleux ne puissent
dans certains cas être les *agents de la contagion.* Qu'on considère les altérations particulières de l'épiploon, du mésen-
tère et d'autres parties du péritoine dans les cas de
cancer de l'estomac; admettre qu'elles résultent du
transport de certains fluides, sera bien plus difficile à
expliquer que d'admettre que des cellules cancéreuses
*se sont détachées accidentellement de la surface de l'estomac,
sont tombées* sur le péritoine, et y ont *germé en quelque
sorte.* »

Que d'impossibilités, disons le mot, que d'absurdités
accumulées en quelques lignes! Voyez-vous les cellules
qui se détachent *accidentellement* d'un cancer de l'estomac, qui viennent se semer et *germer* sur le péritoine:
tout à l'heure Virchow faisait du cancer une néoplasie
contagieuse, maintenant il en fait un parasite susceptible de se semer et de germer, et il fait détacher les
cellules cancéreuses de l'estomac pour ensemencer le
péritoine, sans réfléchir que le cancer de l'estomac s'al-
tère toujours du côté de la membrane muqueuse et que,

par conséquent, il ne peut en aucune sorte semer ses cellules dans le péritoine. Mais ayons la patience de lire et poussons jusqu'au bout pour voir jusqu'à quel point le fantaisisme (qu'on nous permette ce mot) uni à l'ignorance des premiers principes de la science médicale peut égarer un homme fort intelligent d'ailleurs.

«Ces cancers secondaires du péritoine, par leur multiplicité, leur forme, leur siége, ont la plus grande ressemblance avec les maladies de la peau causées par les parasites végétaux, comme le porrigo, le pityriasis versicolor, dans lesquels on voit les spores se détacher, tomber et causer de nouvelles éruptions. Mais dans ces cas de cancer il n'est pas prouvé que ce soient les cellules cancéreuses détachées elles-mêmes qui, par leur prolifération, forment les tumeurs secondaires ; on pourrait plutôt leur prêter une action contagieuse, *catalytique* sur le tissu, analogue à celle du sperme sur l'ovule. »

Nous voilà maintenant dans la *catalyse*, puis nous allons retourner au *suc contagieux* si nous continuons notre citation : « L'observation directe nous enseigne que dans toutes ces tumeurs secondaires, les jeunes éléments de la tumeur naissent du tissu préexistant ; mais il y a longtemps que j'ai dit qu'une contagion locale, qui, du siége primitif du mal, se répand peu à peu dans le voisinage, ne peut avoir lieu que par des *liquides* qui pénètrent le tissu sans exercer sur lui une action catalytique et y déterminent de nouvelles productions indépendantes. Il y a donc là une *infection humorale* à laquelle le sang ne participe pas, qui passe directement d'un élément à l'autre.» (P. 193.)

Et dire que cet homme est un maître ; qu'il a une école, des élèves en Allemagne et en France ! Quel abaissement dans le niveau des intelligences médicales suppose un semblable résultat. Mais n'anticipons pas sur nos conclusions.

Je pense qu'il est inutile de réfuter cette dernière explication de la multiplication des cancers dans l'économie. Sans compter qu'elle ne s'appliquerait qu'aux cancers de l'estomac et aux cancers secondaires du péritoine.

Il nous semble tout à fait superflu de réfuter la théorie de la catalyse et du parasitisme, auxquels Virchow n'accorde, du reste, aucune importance, et que son imagination féconde a déjà sans doute remplacée.

De tout cela nous devons cependant tirer un enseignement: c'est que la multiplication des cancers dans l'organisme ne s'explique ni par les métastases mécaniques, ni par la théorie de l'infection, si chère à notre époque ; c'est que le physiologisme allemand est aussi infécond que le physiologisme de Broussais, et qu'en dehors de l'idée rigoureuse et définie de la maladie, on ne trouve que contradiction, confusion et divagation. Continuons donc à enseigner que le cancer est une maladie caractérisée par la tendance à la production dans l'organisme du tissu cancéreux; que le tissu cancéreux est une néoplasie qui se développe aux dépens des solides et des liquides coagulables des corps vivants et dont la caractéristique clinique est de s'ulcérer indéfiniment.

En approchant du terme de nos études sur Virchow et la pathologie cellulaire, il nous semble nécessaire de rappeler au lecteur le but que nous nous sommes proposé en entreprenant ce travaildont le commencement se perd, grâce à notre mode de publication, dans un passé déjà vieux de cinq à six mois.

Nous avons voulu dans cette étude faire connaître

l'école micrographique allemande et il nous a semblé
convenable, pour arriver à ce but, de prendre le plus
distingué d'entre les maîtres de l'organicisme moderne,
de le dépouiller de l'atmosphère nuageux que lui compose un néologisme barbare, et de montrer que sous
cette auréole il n'y a ni un Dieu, ni même un héros,
comme le veulent ses partisans; mais un anatomo-pathologiste d'une certaine valeur. Je crois avoir solidement
établi que Virchow n'est qu'un rêveur et un fantaisiste
en fait de doctrine et que, par conséquent, on ne saurait
sous aucun rapport en faire un chef d'école.

DE LA PYOHÉMIE.

Nous ne voulons pas traiter incidemment la question
si vaste et si importante de la *diathèse purulente;* seulement nous trouvons dans Virchow des faits et des témoi-
gnages qui viennent confirmer les conclusions que notre
cher maître J.-P. Tessier exposait déjà en 1838 dans le
journal *l'Expérience.* La théorie de la *résorption purulente* et celle de la *phlébite* dont sa grande intelligence
médicale avait démontré toutes les faussetés, et qui ne
s'étaient jamais relevées de sa critique, sont complète-
ment mises à néant par les travaux de Virchow. Nous
nous empressons de recueillir cette démonstration qui,
après plus de trente ans de lutte, vient consacrer les
travaux de notre école sur la question la plus importante de la pathologie.

Les théories que J.-P. Tessier a combattues avaient
toutes pour caractère commun d'expliquer la *diathèse
purulente* par la présence du pus dans le sang. Les partisans de la phlébite expliquaient le passage du pus dans
le sang par l'intermédiaire d'une phlébite suppurée,
tandis que les tenants de la résorption purulente ensei-

gnaient que le pus passait directement du foyer sup-
purant dans les vaisseaux. Or, Virchow démontre que
le pus en nature n'existe jamais dans le sang, que la
pyohémieest un rêve.

Virchow commence par nier que le microscope puisse
constater la présence du pus dans le sang, parce que les
globules blancs du sang ressemblent absolument aux
globules du pus. Il ajoute que dans la grossesse et dans
tous les états où les ganglions lymphatiques sont irrités
les globules blancs du sang sont extrêmement nombreux et constituent une *leucocythose* qui a souvent été
prise pour une *pyohémie.*

« Que doit-on comprendre par pyohémie? En général
on a pensé que cette affection était due à la présence du
pus dans le sang. Or, le pus est caractérisé par des éléments morphologiques (des cellules). Il s'agissait donc
de démontrer la présence de ces éléments dans le sang.
Mais, comme je vous l'ai fait voir, *les globules blancs du
sang ressemblent complétement, même chez les gens qui jouis-
sent de la meilleure santé, aux corpuscules du pus;* un des
côtés importants de la question nous échappera donc
naturellement. » (Page 156.)

. . . .

« Toute irritation notable des ganglions lymphatiques
a pour conséquence l'augmentation des globules blancs
du sang,...... c'est-à-dire qu'elle produira une *leucocythose.* Ceux qui croient possible la résorption du pus,
ceux qui attribuent à ce liquide les lésions observées
alors, peuvent aisément trouver dans le sang des cellules ressemblant aux globules purulents; ces cellules
sont quelquefois en si grand nombre qu'on peut voir à
l'œil nu, sur le cadavre, des points ressemblant à du
pus, constitués par l'amas de ces leucocythes; ou bien on
les retrouve encore formant ces couches épaisses, unies

ou granuleuses à la partie inférieure de la couenne de la
saignée. La démonstration semble aussi convaincante
que possible. On part de l'idée que le pus peut pénétrer
dans le sang; on examine le sang, on y trouve des éléments ressemblant réellement à des corpuscules de pus,
et ces éléments sont en quantité considérable. Ceux-là
même dont l'opinion est que les corpuscules purulents
ressemblent aux globules blancs (et cela est arrivé souvent dans l'histoire de la pyohémie), sont tentés de se
laisser séduire par l'idée que ce sont des globules purulents..... » (Page 165.)

On ne peut donc pas démontrer la présence du pus dans
le sang par un examen direct, et tous les faits que les
partisans de la résorption purulente ont invoqués
comme des cas de pyohémie étaient des cas de leucocythose.

Virchow prenant la question à un autre point de vue
démontre que le pus *n'est jamais résorbé comme pus*
(page 157); qu'il ne peut passer dans le sang ni par les
vaisseaux lymphatiques ni par les veines, *à moins qu'un*
abcès ne s'ouvre dans une veine.

Le pus ne peut pénétrer dans le sang par les vaisseaux
lymphatiques attendu que ces vaisseaux rencontrent sur
leur parcours des ganglions qui constituent une barrière
infranchissable pour toutes les cellules, pour tous les
éléments figurés. Le sérum du pus seul peut franchir
les ganglions lymphatiques, mais les cellules du pus sont
retenues. Le pus, comme pus, ne peut donc passer dans
le sang à travers les vaisseaux lymphatiques.

« L'important est de savoir si le lymphatique rempli
de pus peut se jeter dans la circulation sanguine et y
provoquer la pyohémie. En règle générale, il faut nier
la possibilité d'un semblable phénomène, et la raison en
est bien simple : tous les lymphatiques susceptibles d'une

semblable absorption sont situés à la périphérie du corps ;
et, s'ils proviennent des parties externes ou des organes
internes, ils n'arrivent dans les vaisseaux sanguins qu'a-
près un long parcours. Tous sont interrompus par des
ganglions lymphatiques : vous connaissez la structure
de ces derniers, vous savez qu'ils ne sont pas formés par
un enroulement de lymphatiques. Je vous ai expliqué
leur structure, et après s'être divisés vous les avez vus
*arriver à des points entièrement obstrués par des éléments
celluleux :* vous voyez bien qu'un corpuscule de pus ne
saurait traverser les ganglions. » (Page 161.)

Le pus ne peut donc être résorbé par les lymphatiques.
Peut-il être résorbé par les veines? Voici l'opinion de
Virchow.

« Il est, à vrai dire, un *cas particulier*, dans lequel le
pus, *sans être précisément résorbé*, subit une *intravasation;*
c'est celui où le pus peut pénétrer dans un vaisseau lésé
ou perforé et parcourir ce vaisseau. Un abcès peut se
former auprès d'une veine, en déchirer la paroi et le
pus se vider dans le vaisseau..... Il s'agit de savoir si ce
cas est fréquent. Pour les veines, *cette possibilité est bien
réduite* depuis les trente dernières années; on est de plus
en plus revenu des idées qu'on avait jadis sur la résorption du pus en substance par les veines. » (Page 161.)
Remarquons qu'il s'agit ici d'un *cas particulier* sur lequel
nous nous expliquerons dans un instant, mais qu'il est
impossible de fonder une théorie générale sur un cas
particulier.

« Dans *les cas très-rares*, du reste, où le pus pénètre
dans les veines, il est certain que les éléments du pus se
mêlent au sang; mais ce mélange n'arrive ordinairement qu'une seule fois; l'abcès se vide, et s'il est volumineux, il se formera plutôt une *extravasation sanguine*
qu'une *pyohémie durable*. On pourra réussir alors à ren-

contrer une *seule fois* dans le sang des corpuscules du pus avec leurs éléments spéciaux ; *mais jusqu'à présent, il n'est donné à personne de démontrer, par des preuves ayant la moindre valeur, l'existence d'une piohémie morphologique.* » (P. 170.)

En résumé et pour dernière conclusion, disons avec Virchow : Il n'est donné à personne de démontrer, par des preuves ayant quelque valeur, la présence du pus dans le sang.

Quant à la pénétration dans le sang du pus d'un abcès qui s'ouvrirait dans une veine, nous faisons sur ces faits, *très-rares* d'après Virchow, nos réserves formelles. Nous croyons effectivement que dans ce cas, s'il se présente jamais, on observera bien plutôt une hémorrhagie qu'une diathèse purulente ; mais ce qui rend ce fait presque impossible à se produire, c'est le mode de propagation des abcès et le mécanisme de leur ouverture. En effet, c'est à l'aide de l'inflammation que les abcès se propagent, et c'est par ulcération et non pas par rupture qu'ils ont coutume de s'ouvrir ; or, toutes les fois que l'inflammation atteint une veine, elle a pour résultat habituel la formation d'une thrombose et la disparition de la cavité de la veine, d'où l'impossibilité presque absolue de la pénétration du pus dans les vaisseaux par ce mécanisme.

Dira-t-on que le sérum du pus est un liquide nuisible et que c'est lui qui, facilement absorbé, va *empoisonner* le sang et produire les symptômes de pyohémie ! Triste refuge d'une théorie aux abois. Le sérum du pus est un liquide fort innocent ; il est absorbé continuellement dans les abcès et sans cesse renouvelé ; dans le travail régressif du pus appelé *caséification*, il est entièrement résorbé, et cela sans aucun dommage pour l'économie. Il faut donc admettre avec J.-P. Tessier, que la résorption

du pus est impossible et par les veines et par les vaisseaux lymphatiques ; et il faut chercher ailleurs l'explication de la diathèse purulente.

Cette confirmation par l'école contemporaine des opinions émises en 1838 par un jeune interne de l'Hôtel-Dieu
de Paris; le retour des esprits, à trente ans de distance, aux
vérités enseignées par J.-P. Tessier a quelque chose de
triste et de consolant à la fois. L'école de Paris a possédé
pendant vingt ans un homme doué d'une intelligence médicale d'élite, et parce que cet homme a heurté de front les
préjugés régnants, parce qu'il a écrasé les médiocrités
vaniteuses qui repoussaient sa doctrine, il a été jeté aux
gémonies ; puis lui mort, cette même école s'empresse
d'accepter, retour d'Allemagne, un certain nombre de
vérités que J.-P. Tessier a enseignées, et de porter au
Capitole un Prussien qui ne s'élève au-dessus des autres micrographes que par les lambeaux de doctrines
qu'il a empruntées à notre maître.

Virchow, nous l'avons déjà dit, ne peut atteindre à la
notion de maladie, et comme pour le cancer, nous le
voyons chercher pour la diathèse purulente une explication dans je ne sais quel *suc miasmatique* dont l'existence même est tout à fait problématique, mais il faut
de temps à autre à ce solidiste enragé quelques théories humoristes.

« Cette sorte de métastase (la métastase du sel cal-
caire sur l'estomac et le poumon dans la rachitisme),
dans laquelle diverses substances se mêlent à la masse
du sang, *non point sous leur forme palpable, mais sous
forme de solution,* a une certaine importance pour l'étude
de ces états complexes, qu'on désigne sous le nom de
pyohémie. Cette *explication* me semble seule possible pour
expliquer certains actes pathologiques diffus n'affectant
pas la forme ordinaire, circonscrite des *métastases*» (p. 188).

Voyons les exemples de ces actes pathologiques *non circonscrits*.

« C'est dans cette classe qu'on doit ranger la pleurésie métastatique qui se développe sans abcès *apparents* dans les poumons ; la lésion *rhumatismale* articulaire, dans laquelle les jointures ne *présentent aucun foyer purulent*, l'inflammation gangréneuse diffuse du tissu cellulaire *sous-cutané*, qu'on ne saurait expliquer si on n'admettait pas une infection *de nature chimique.* »

Est-ce assez pitoyable ! En quoi une pleurésie n'est-elle pas une lésion circonscrite, et qu'est-ce que c'est que des abcès *apparents* du poumon, il y a donc des abcès *non apparents ?* pourquoi appeler *rhumatismale* les arthrites qui surviennent dans la diathèse purulente puisqu'il n'y a point là de rhumatisme, et où Virchow a-t-il vu que ces arthrites ne suppuraient point, quand ce sont peut-être les seules qui subissent cette terminaison.

Mais revenons à *l'infection de nature chimique* et continuons notre citation : « Ici comme dans l'infection variolique, comme dans l'infection cadavérique, suite de plaie anatomique, nous avons affaire au transport, dans l'organisme, de *suc altéré ichoreux ;* admettez donc une dyscrasie (*une infection ichoreuse*), lorsque la substance ichoreuse ayant pénétré dans l'organisme, manifeste son action dans les organes qui semblent avoir une prédilection spéciale pour de semblables substances. » (P. 188.)

Il faudrait pourtant savoir ce que l'on dit quand on a l'honneur d'être un maître, quand on a la charge d'enseigner. Virchow est-il pour une *infection chimique* ou pour une *infection ichoreuse ?* C'est ce que nous ne saurons probablement jamais. Mais ce liquide ichoreux, d'où vient-il ? qui l'a vu ? c'est du pus putréfié. Non, car Virchow dit positivement en parlant de la cause des abcès métastatiques : « Il faudrait tenir compte d'une condition....., c'est la présence de certains *liquides qui n'ont aucun rapport direct ou nécessaire avec le pus lui-même*, qui diffèrent entre eux par leur composition et leur origine. » (p. 184).

Qu'est-ce donc que ce *liquide ichoreux* ? une hypothèse et rien qu'une hypothèse. Mais quand on est micrographe, Allemand et positiviste, on a des priviléges.

Virchow explique les abcès métastatiques par sa fameuse théorie de l'*embolie*. L'extrémité des caillots intraveineux, sans cesse battue par le courant sanguin, laisse échapper des parcelles de fibrine qui, se fixant dans le poumon, le foie et les autres organes, deviennent la source d'infarctus et d'abcès multiples.

Nous ne nous arrêterons pas longtemps à cette hypothèse ; elle est fausse pour trois raisons :

1° Il y a des abcès métastatiques sans phlébite, par conséquent sans caillots migrateurs ; 2° il y a des observations de *plaie de tête,* dans lesquelles des abcès métastatiques se développent dans le foie après avoir épargné le poumon, ce qui serait inexplicable si ces abcès du foie étaient produits par des embolies venues des parties supérieures du corps ; 3° dans la diathèse purulente on observe fréquemment des arthrites suppurés, des collections purulentes des plèvres qui ne peuvent nullement s'expliquer par des embolies.

Nous le verrons, du reste, dans le prochain paragraphe ; Virchow a une grande tendance à expliquer les maladies par les embolies ; il nous rappelle Cruveilhier, qui voulait expliquer toute la pathologie par des phlébites capillaires, et nous ne voyons vraiment pas pourquoi Virchow se permet d'appeler l'anatomiste français *mystique*, à cause de sa théorie de la phlébite universelle, lui qui verse si complétement dans la théorie au moins aussi mystique de l'embolie universelle.

VI

DE L'EMBOLIE.

Bien qu'il soit facile de retrouver dans la tradition médicale, et en particulier dans les Commentaires de Van Swieten, la description des caillots migrateurs et des accidents qu'ils déterminent, il est incontestable que c'est à Virchow que revient l'honneur (si honneur il y a) d'avoir erigé ce fait en théorie.

Le lecteur connaît assez Virchow maintenant pour comprendre avec quelle ardeur son imagination aventureuse accueillit cette idée des caillots migrateurs et comment son esprit amoureux de système en fit la base presque exclusive de la pathogénie. Cette étiologie grossière et toute empreinte d'iatro-mécanisme devait plaire à notre époque; aussi la théorie de l'embolie a fait fortune, et les caillots *touristes*, comme les appelle malicieusement le Dr Marchal (de Calvi), ont fait le tour du monde.... médical.

L'embolie est une explication toute prête pour la gangrène des membres, le ramollissement du cerveau, la mort subite, les abcès multiples, les oblitérations vasculaires multiples, en un mot, l'embolie remplace dans la pathologie de Virchow l'artérite, la phlébite et la syncope.

Qu'est-ce qu'il y a de vrai, qu'est-ce qu'il y a de faux dans ce système? C'est ce que nous allons examiner après avoir exposé d'une manière succincte la théorie de l'embolie.

Reconnaissons toutefois, avant de passer outre, que les travaux suscités par cette question ont fortement éclairé les problèmes si difficiles de l'hémorrhagie et du ramollissement cérébral.

Voici, en quelques mots, la théorie de l'embolie :

Un thrombus (nous disions autrefois un caillot) se forme dans un point quelconque du système vasculaire; ce caillot, détaché et entraîné par le courant sanguin, flotte et circule avec le sang; arrivé dans un point plus rétréci de l'arbre circulatoire, il se fixe et oblitère le vaisseau ; une fois arrêté, le thrombus détermine plus ou moins rapidement l'inflammation de la membrane interne du vaisseau et devient adhérent; en même temps se développent tous les phénomènes qui se rattachent directement à l'oblitération vasculaire.

Tels sont les phénomènes communs à toutes les embolies; mais il en est de particuliers qui diffèrent suivant qu'on observe cette lésion dans les artères ou dans les veines.

Dans les *artères*, le caillot détaché du cœur ou d'un gros vaisseau est entraîné vers le système capillaire; il se fixe quand il arrive dans des vaisseaux trop étroits et va déterminer les phénomènes de l'oblitération vasculaire tantôt dans le cerveau, tantôt dans un membre, tantôt dans les reins, la rate ou tout autre viscère. Les phénomènes qui se rattachent à cette oblitération sont l'anémie, puis la mortification de la partie où se distribue le vaisseau oblitéré; une augmentation de l'activité circulatoire, et, par suite, des congestions, des hémorrhagies et même des inflammations dans les parties nourries et alimentées par les collatérales de l'artère oblitérée.

Dans les *veines*, les phénomènes sont très-différents.

Quand un caillot intra-veineux oblitère la veine dans laquelle il s'est développé, la circulation est complétement suspendue dans cette partie du vaisseau. Il n'est donc pas possible d'invoquer, dans ce cas, la force du courant sanguin, la *vis a tergo*, pour expliquer le dépla-

cement du caillot sanguin ; mais il ne faut pas oublier
que le caillot intra-veineux se prolonge habituellement
jusqu'à l'embouchure de la veine malade dans la veine
principale; or il existe souvent en ce point une prolongation du caillot. Cette prolongation de caillot, trop peu
considérable pour oblitérer la grosse veine dans laquelle
elle fait saillie, est sans cesse battue par le courant sanguin, et quand le travail régressif, propre à toute coagulation fibrineuse, a détruit la résistance du caillot, il
est détaché et entraîné vers le cœur par le cours naturel
du sang.

Le caillot migrateur parcourt facilement son trajet
jusqu'au cœur, puisqu'il passe dans des vaisseaux de
plus en plus larges, mais, arrivé dans le ventricule droit,
il est lancé avec violence dans l'artère pulmonaire où il
s'arrête et se fixe plus ou moins vite suivant son volume.

Les symptômes qui accompagnent cette oblitération
sont variables suivant le point oblitéré.

Quand le caillot est volumineux et qu'il s'arrête au
commencement de l'artère pulmonaire, il en résulte une
asphyxie complète, une mort rapide et presque subite.

Si le caillot est plus petit, il pénètre profondément
dans l'artère pulmonaire et n'oblitère qu'une branche de
cette artère. Les résultats de cette oblitération sont,
d'une part, la suspension de la fonction de l'hématose
dans une partie du poumon ; de l'autre, des congestions,
des hémorrhagies et des inflammations d'autant plus
marquées dans cet organe qu'il est muni d'une double
circulation et que l'artère bronchique supplée l'artère
pulmonaire dans les points où celle-ci est oblitérée.

Telle est, en résumé, la théorie de l'embolie formulée
par Virchow, développée et modifiée par ses élèves et
par ses critiques. Est-ce un roman ou une histoire vé-

ritable? Posons d'abord les faits incontestables, **nous** verrons ensuite l'explication.

Voici les faits : on rencontre dans les autopsies des oblitérations vasculaires ; ces oblitérations sont produites par des caillots ayant tous les caractères de caillots formés pendant la vie ; ils sont plus ou moins adhérents, les parois vasculaires présentent à leur niveau les signes incontestables d'une inflammation récente ; très-souvent les caillots sont multiples et siégent à la fois dans les veines et dans les artères.

Cette lésion survient dans les maladies suivantes : dans la goutte (affection du cœur, endartérite deformans) ; dans le rhumatisme articulaire aigu, soit pendant son cours, soit plus tard, quand une affection du cœur persiste ; dans l'état puerpéral ; dans les cachexies, et principalement dans la cachexie cancéreuse ; en un mot, dans toutes les maladies qui peuvent produire la phlébite, l'artérite ou l'endocardite.

Voilà les faits : voyons l'explication.

L'explication suppose que le caillot formé en un point quelconque du système vasculaire est détaché et entraîné par le courant sanguin et fixé lorsqu'il arrive dans des vaisseaux trop étroits pour lui livrer passage.

Cette théorie s'appuie d'une part sur des expérimentations qui consistent à introduire dans le courant sanguin des corps étrangers : morceau de caoutchouc, grain de tabac, parcelle de fibrine coagulée, portion de muscle, etc., etc., corps étrangers qui sont entraînés par le courant sanguin et vont se fixer plus ou moins profondément dans le système capillaire.

D'une autre part, cette théorie repose sur quelques faits cliniques dans lesquels on a pu constater par la forme des caillots, par les débris de valvules ou d'athérômes qu'il contenait, l'origine éloignée de l'embolie et la démonstration de sa migration. Si on suppose ces faits et ces expériences à l'abri de toute critique, il n'est pas possible de nier la migration des caillots et la réalité, au moins pour ces cas particuliers, de la théorie de Virchow. Mais, cette réserve faite, nous croyons pouvoir démontrer que la plupart des cas prétendus d'embolie sont dus à des artérites, et que l'immense majorité des caillots oblitérants sont des caillots *autochthones*.

Tout se réunit, en effet, pour faire admettre aux lieu et place d'embolie des artérites multiples et disséminées : la nature des maladies dans le cours desquelles surviennent les oblitérations : goutte, rhumatisme, état puerpéral et cachectique; les lésions des parois artérielles : lésions récentes, évidemment inflammatoires, lésions anciennes, celles de l'*endartérite deformans*; la forme des caillots, qui offrent le moule de l'artère, remplissent exactement le tronc principal et les branches et revêtent absolument les formes d'une injection solidifiée. Cette forme, parfaitement acceptable si l'on admet que le caillot s'est produit sur place, est tout à fait inexplicable dans l'hypothèse d'un caillot transporté. Ce caillot, doué d'une notable consistance, ne saurait, en effet, se mouler exactement sur la forme des vaisseaux dans lesquels il s'arrête. Il doit nécessairement laisser des vides qui seraient comblés par des caillots de formation récente, et qu'on n'observe pas dans la plupart des prétendues embolies. Enfin la multiplication des oblitérations vasculaires chez le même sujet s'explique bien plus facilement par des inflammations vasculaires multiples, sous l'influence de la goutte, du rhumatisme, de l'état puerpéral ou cachectique, que par des caillots migrateurs.

Pour les embolies du système veineux, les objections sont encore plus considérables. Si la théorie était vraie, les embolies de l'artère pulmonaire seraient très-fréquentes, tandis que fort heureusement elles constituent une rareté pathologique. De plus, cette oblitération de l'artère pulmonaire ne s'observe presque jamais (pour ne pas dire jamais) à la suite des phlébites qui surviennent si souvent dans les varices des membres, mais bien dans le cours de la diathèse purulente puerpérale, et dans la cachexie cancéreuse, maladies dans lesquelles existe une grande tendance à l'inflammation des vaisseaux. J'ajouterai qu'on peut suivre facilement le mécanisme de la multiplicité des inflammations vasculaires dans les phlébites des veines superficielles, et s'assurer qu'elle ne dépend pas d'une migration du caillot.

Quel praticien n'a observé la marche de l'inflammation dans la saphène variqueuse et ses branches? L'inflammation débute au mollet, où elle se caractérise par de la douleur, de la rougeur, et la formation de caillots. Puis d'autres points apparaissent à la cuisse. Ces points, qui sont séparés par des portions de veines restées saines, offrent tous les caractères de l'inflammation, d'abord douleur, puis rapidement chaleur et rougeur, et enfin oblitération de la veine par un caillot.

Ce processus morbide, qui ne peut s'expliquer par la migration des caillots, puisqu'ici on constate directement les signes de l'inflammation avant l'oblitération de la veine, nous fait comprendre la marche envahissante et la multiplication des inflammations vasculaires, et nous fait toucher du doigt le néant de la théorie de l'embolie.

En résumé, il existe des faits incontestables de caillots migrateurs, mais ces faits sont des raretés pathologiques, des faits exceptionnels, qui ne peuvent servir de base à une théorie médicale. La plupart des prétendus caillots migrateurs sont des caillots autochthones, produits d'une véritable artérite. La théorie de l'embolie, en tant qu'explication générale des oblitérations artérielles, est donc radicalement fausse.

La pathologie cellulaire n'est qu'une tentative d'explication des maladies, par la vitalité des éléments figurés de l'organisme. C'est un écho lointain et affaibli du solidisme de Broussais, moins la logique et l'intelligence médicale du réformateur français.

Comme Broussais, Virchow explique tous les phénomènes pathologiques par l'*irritation*, seulement il remplace l'irritation des organes et des tissus, par l'*irritation de la cellule;* l'élève comme le maître nient les maladies, et si Virchow ne déclame pas continuellement contre l'*ontologie*, il reste, comme Broussais, dans l'explication par la physiologie des phénomènes morbides, sans s'élever jamais à l'idée de maladie, c'est-à-dire à l'idée d'un état contre nature, un et défini, ayant sous sa dépendance immédiate un ensemble de symptômes et de lésions auxquels il communique une empreinte et un caractère propres; en sorte que chaque maladie est distincte de toute autre et constitue une espèce par analogie. Comme doctrine générale, la pathologie cellulaire n'a donc aucune valeur.

Les contradictions incessantes, les explications insensées, les affirmations sans preuve, les hypothèses, le mépris de la méthode expérimentale reviennent presque à chaque page au secours d'une doctrine stérile et impuissante, et le niveau inférieur des intelligences médicales à notre époque, joint à l'ensorcellement d'un faux positivisme, peuvent seules expliquer la véritable autorité accordée au physiologiste prussien.

Considérée comme *anatomo-pathologiste*, Virchow a un vrai mérite; par des recherches minutieuses et multipliées, il est arrivé, malgré les doctrines générales les plus fausses, à des vérités de détails qui marqueront sa place et dans l'histologie et dans l'histoire des lésions. Il a ramené la micrographie à un rang plus modeste et plus vrai, en signalant ses incertitudes (1), et en démontrant son insuffisance pour le diagnostic (2); il est arrivé pour les néoplasies à des lois qui eussent été complétement vraies, si son esprit n'avait pas été obscurci par les préjugés du solidisme.

Nous avons signalé, au courant de notre examen, les nombreux points de contact qui existent entre les lois d'anatomie pathologique, formulées, il y a plus de trente ans, par J.-P. Tessier, et la plupart de celles exposées par Virchow, dans sa Pathologie cellulaire; nous n'accusons pas le physiologiste prussien de plagiat, mais nous sommes étonné qu'en sa qualité d'Allemand, il n'ait jamais lu sinon les travaux originaux de J.-P. Tessier, au moins les critiques que ces travaux ont soulevées, ou le développement et les controverses soutenues par ses élèves ; toujours est-il qu'il est fort curieux de voir l'école française accepter avec enthousiasme des vérités dont elle fait honneur à Virchow et qu'elle a combattues avec acharnement tant qu'elles n'ont été soutenues que par des médecins élevés dans son sein. Ceci nous rappelle une anecdote arrivée à un des généraux français, qui combattait à Sébastopol. Grand amateur d'horticulture, ce militaire s'était épris pour de beaux arbres verts qui ornaient les jardins de la ville assiégée ; il obtint à grand'peine l'autorisation d'envoyer, à travers mille obstacles, un parlementaire au général russe, pour lui demander quelques graines de

(1) Chaque jour apporte de nouvelles découvertes, mais aussi de nouveaux doutes sur la valeur des découvertes antérieures. Y a-t-il quelque chose de positif en histologie? demande-t-on ; y a-t-il un point sur lequel tous les les observateurs soient d'accord ? *Il n'y en a peut-être pas un.* (Virchow, p. 3.)

(2) Voir le diagnostic du cancer, de la piohémie.

ces fameux sapins; le Russe répondit qu'il enverrait
volontiers les semences demandées, mais que l'officier
français en trouverait de meilleures et de plus authen-
tiques dans son pays, attendu que la graine des arbres
qu'il admirait avait été recueillie dans les Vosges, pendant l'invasion de 1815.

De même, ce qu'il y a de bon et de vrai dans la pathologie de Virchow, se trouve dans les enseignements
de J.-P. Tessier et de son école, et nous sommes étonné
et affligé que la jeune génération médicale aille chercher en Allemagne, des doctrines qui sont enseignées
à Paris depuis de longues années.

En terminant, nous voulons encore une fois protester
contre le néologisme barbare que nous devons surtout
à l'influence de Virchow et de l'école allemande. Ce
n'était pas la peine de tant se moquer de la nomen-
clature de Piorry, pour accepter ensuite un langage
presque aussi barbare. En quoi les mots de *régression* et
de *prolifération* sont-ils préférables aux mots de *dégénérescence* et de *formation*. Pourquoi *sclérome* au lieu d'*induration*, et *nécrobiose* ou bien de *ramollissement*, etc., etc.?
Où était la nécessité de créer les mots de *polyclone*, *litho-
pœdion*, *myxôme*, *collonema*, *papillôme*, et tant d'autres
aussi barbares qu'inutiles? Pourquoi rendre plus difficile
encore une science déjà si difficile, en créant incessam-
ment des mots nouveaux, qui n'ont même pas le mérite
d'exprimer des idées nouvelles? Nos néologistes modernes ressemblent à ces philosophes, dont parle Cicéron,
qui n'ont d'autre mérite que d'exprimer des idées anciennes par des mots nouveaux : « Quid interest, nisi
« quod nos res notas notis verbis appellamus; illi nomina
« nova quærunt, quibus idem dicant. »

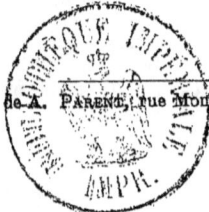

PARIS. — Typ. de A. PARENT, rue Monsieur-le-Prince, 31.